Barbara Zaruba
Diagnose MS

Barbara Zaruba

Diagnose MS

Wie ich meine

Hoffnung
wiederfand

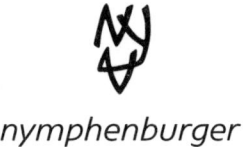

nymphenburger

Besuchen Sie uns im Internet unter http://www.herbig.net

1. Auflage Februar 2000
2. Auflage März 2001

© 2000 nymphenburger
in der F. A. Herbig Verlagsbuchhandlung GmbH, München
Alle Rechte, auch der photomechanischen Vervielfältigung
und des auszugsweisen Abdrucks, vorbehalten.
Schutzumschlag: Wolfgang Heinzel
Schutzumschlagmotiv: photonica, Kamil Vojnar
Satz: Schaber Satz- und Datentechnik, Wels
Gesetzt aus 10,4/14,5 Punkt Trump Mediäval in XPress
Druck und Binden: Wiener Verlag, Himberg
Printed in Austria
ISBN 3-485-00841-9

Ich nahm die Hände aus dem Spülbecken
und stand regungslos.
Buchstäblich wie der bekannte Blitz
aus heiterem Himmel war mir
eine Erkenntnis durch den Kopf geschossen,
nach der ich so viele Jahre verzweifelt
gesucht hatte, und sie stellte
von dieser Sekunde an mein Leben auf den Kopf.
In einem einzigen Augenblick
war mir klargeworden, was ich ändern würde,
um gesund zu werden.
Ich war mir so sicher, daß ich mich
verwundert fragte: Um das zu begreifen, hast du
tatsächlich über zwanzig Jahre gebraucht?

I.
Alles halb so schlimm wäre gelogen

II.
Gefühle unter der Tarnkappe

I.

Alles halb so schlimm
wäre gelogen

Er(n)ste Verwarnung

Also, zu sehen war nichts, darum konnte es ja kaum etwas Schlimmes sein! Erleichtert beendete ich die optische Überprüfung meiner Rückenpartie im großen Spiegel an der Badezimmertür. Auch das Abfrottieren war unangenehm, ähnlich dumpf das Gefühl auf der Haut wie unter der Dusche, als die Wassertröpfchen, völlig anders als sonst, wie kleine, spitzige Nadeln auf meinen Rücken geprasselt waren. Was konnte das nur sein? Vorsichtig tastete ich meinen Körper ab. Komischerweise war rechts alles wie immer, nur links hatte ich diese seltsame Empfindung. Aber auch nicht überall, an der Schulter war alles in Ordnung, nur ab der Achsel bis ganz hinunter zu den Zehen war irgend etwas anders als sonst. Obgleich ich fast fertig abgetrocknet war, stieg ich erneut in die Duschwanne, drehte noch einmal das Wasser auf. Fast schmerzhaft spürte ich linksseits, wie die Wassertropfen am Rücken auftrafen, hatte ich etwa das Wasser zu heiß aufgedreht? Ich hielt meine Hände in den angenehm kühlen Regen, der aus dem Brausekopf herunterkam. Da war alles ganz okay, die Temperatur stimmte also.

»Mami!« rief mein kleiner Sohn von draußen, patschte ungeduldig gegen die Tür und versuchte, sie zu öffnen. Das war Glückssache, zwar erreichte er den Türgriff jetzt schon, aber wenn er sich nicht genug streckte, rutschte sein Händchen ab, und dann konnte er sehr zornig werden. Dieses Mal hatte es allerdings geklappt, die Türe flog auf, und er stand vor mir. Der kleine Mann war bester Laune, er lockte: »Mami, tommst du? Füüütück!«

Ich vergaß mein Problem augenblicklich, ich konnte seinem schelmischen Gekicher nicht widerstehen, mit dem er mir mein T-Shirt entwendete und damit fröhlich lachend ins Kinderzimmer raste. Ich rannte hinter im her. »Na warte, gleich hab ich dich!«

Ich fand ihn – wie immer bei diesem Spiel – hinter seiner Türe versteckt, selbstverständlich erst, nachdem ich pflichtgemäß einige Male laut seinen Namen gerufen und »verzweifelt« nach ihm gesucht hatte. Bei unserem kleinen Ringkampf, bei dem ich mein T-Shirt glücklicherweise zurückerobern konnte, spürte ich, daß mir sogar zarte Berührungen auf der Haut ziemlich unangenehm waren.

Mein Mann saß wartend auf dem Sofa. Der Kaffee duftete, draußen lachte die Julisonne vom wolkenlosen Himmel, mir war nicht zum Lachen zumute. Ich hob meinen Sohn in sein Hochstühlchen, stellte seinen Kakao vor ihn hin und goß mir ziemlich abwesend Kaffee ein.

»Bekomme ich heute eventuell noch eine Antwort?« erkundigte sich mein Mann, der sich ebenfalls zum Frühstückstisch gesetzt hatte, und sah mich auffordernd an. Ich hatte gar keine Frage gehört, so sehr beschäftigte mich die seltsame Veränderung in meinem

Körper. Ich konnte gar nicht richtig beschreiben, was ich spürte, als ich es meinem Mann erzählte.

»Vielleicht hast du dir ja auch mal einen Sonnenbrand geholt«, schlug er vor. Er betrachtete meine dunkelbraunen Arme und Beine und fügte noch hinzu: »Dann weißt du ja nun, wie ich immer leide. Also was ist, fahren wir heute zum Schwimmen?«

Mein Sohn war sofort Feuer und Flamme, er wollte zum »Schimmen«, ganz klar. Ich eigentlich auch, denn am Wochenende wollte ich nun wirklich das tun, was bei solchem Wetter Spaß machte. Ich verbrachte schon die ganze Woche mit einem schrecklich langweiligen Job.

Wir fuhren statt zum »Schimmen« zum Arzt, denn das seltsame Gefühl war im Laufe der letzten Stunde nicht zurückgegangen, was mich sehr irritierte. Das Kribbeln erinnerte mich dauernd daran, daß irgend etwas nicht in Ordnung war mit mir. Und es war fast Freitag mittag.

Der nächstgelegene Arzt, ein Internist, den ich einige Minuten vor Praxisschluß recht ratlos aufsuchte, ließ sich den Fall schildern. Dann gab er mir – warum auch immer – eine Vitaminspritze. Natürlich beseitigte die mein Problem nicht, doch er konnte nach vollbrachter »Behandlung« seine Praxis schließen und ins Wochenende gehen. Dieses hätte ich auch gerne getan, doch ein solches Mißgefühl ließ sich nicht aus dem Bewußtsein verdrängen, nicht einmal von mir.

Auf Anraten einer Bekannten rief ich etwas später

doch noch in der Klinik an, eine Vitaminspritze allein schien auch ihr nicht die angemessene Behandlung zu sein bei einem dermaßen ungewöhnlichen Symptom.

Nach mehrfacher Schilderung meines »Problems« wurde ich mit der neurologischen Notaufnahme verbunden. Man bestellte mich für sofort, was ich für ein wenig übertrieben hielt. Was, so fragte ich völlig ahnungsloses Hühnchen mich, sollte ich denn in der Neurologie, ich hatte doch keinen Dachschaden!

Wir mußten vor dem Untersuchungszimmer warten, ein junges Paar ebenfalls. Sie mögen in unserem Alter gewesen sein, der Kopf der Frau zitterte, wie ich es bisher nur bei ganz alten Menschen gesehen hatte. Was es nicht alles gab auf so einer neurologischen Station, es wurde mir schon ein wenig mulmig beim Warten!

Die Badetasche in der einen, meinen kleinen Sohn, wunschgemäß schon mit den neuen orangefarbenen Schwimmflügeln ausgestattet, an der anderen Hand stand ich wenig später nebst Mann vor dem Neurologen und schilderte nun ihm, was wo kribbelte, seit wann das so war und daß ich so etwas noch nie gehabt hätte.

Schwindel? Nein, Schwindel auch keinen. Früher auch nicht? Doch, vor einem Jahr und auch während der Schwangerschaft hatte ich einige Zeit ziemlich oft so eine Art Schwindel, was ich jedoch für mein übliches Kreislaufproblem gehalten und deshalb nicht weiter beachtet hatte.

Ich war siebenundzwanzig Jahre alt, kerngesund, bis auf den niedrigen Blutdruck, mit dem ich, wie mein Hausarzt immer sagte, leicht hundert Jahre alt werden konnte.

Sehstörungen? Jetzt wurde ich unsicher. Ich war im letzten Sommer mehrmals zum Augenarzt gegangen, weil ich immer wieder geglaubt hatte, nicht ganz scharf zu sehen! Allerdings ließ sich bei keinem Test etwas feststellen, ich sah wie ein Adler.

Der junge Arzt sah mich nachdenklich an, deutete auf meinen Sohn, fragte nach seinem Alter. Ich antwortete, er sei fast zwei Jahre, und er nickte und sah mich wieder ernst an. Dann bat er mich ins Untersuchungszimmer. Ich übergab Sohn und Badetasche meinem Mann und erhielt die erste neurologische Rundumuntersuchung meines Lebens. Es würde nicht die letzte sein, doch das ahnte ich da noch nicht. Damals konnte ich mir überhaupt nicht vorstellen, daß ich – ein Ausbund an Gesundheit und Kraft – krank geworden sein könnte.

Die Untersuchung ergab keine weiteren Auffälligkeiten, er prüfte mit spitzigen Nadeln, mit stumpfen Nadeln mein Schmerzempfinden, brachte heißes Wasser und einen Eiswürfel aus dem Kühlschrank der Station, um meine, wie er es nannte, Heiß/kalt-Unempfindlichkeit zu testen. Die war eindeutig gegeben, der Eiswürfel fühlte sich unangenehm, richtig schmerzhaft an auf der Haut, warm war kaum ein Unterschied gegenüber früher. Ob ich das unterscheiden könnte, wollte er wissen und ließ mich die Augen schließen. Dann legte er etwas auf meine

Haut, es tat weh, also mußte es kalt sein, folglich sagte ich: »Kalt.«

»Sie können es also schon unterscheiden?« »Es ist unangenehm, und deshalb muß es kalt sein.« »Aber sie spüren es nicht?« Nein, ich riet es nur.

Alle meine Reflexe waren soweit in Ordnung, einer ziemlich übersteigert, wie er meinte. Allerdings fand er, daß ich viel zu braun sei, als er mein T-Shirt anhob, damit er auch die Bauchreflexe prüfen konnte. Ich wunderte mich – zu dieser Zeit war ja noch keine Rede von Hautkrebs –, schließlich kam meine Bräune von viel Bewegung an der frischen Luft.

Als wir anschließend im Arztzimmer vor dem großen Schreibtisch saßen und nun von ihm wissen wollten, was dieses seltsame Gefühl denn bedeuten könne, zuckte er mit den Schultern. »Es muß doch irgendwoher kommen«, beharrte ich auf einer Antwort. »Haben Sie denn gar nichts gefunden?«

Er betrachtete die Notizen, die er während der Untersuchung gemacht hatte, wollte etwas sagen, sagte es aber nicht. Dann gab er sich einen Ruck. »Besser, Sie bleiben hier, wir sollten wirklich versuchen, die Ursache herauszufinden«, meinte er dann. Nach einer Pause fügte er unvermittelt hinzu: »Außerdem sind sie wirklich viel zu braun!«

Es begeisterte mich nicht sehr, daß er mich jetzt gleich hierbehalten wollte. Mein Sohn protestierte lautstark, als ich Anstalten machte, mich von ihm zu verabschieden. Nur mit dem Versprechen, daß er ein großes Eis von seinem Vater bekommen würde, gleich unten in der Eingangshalle, war er davon zu überzeugen, daß er nun mit dem Papi gehen sollte. Wenn er schon so tolle Schwimmflügel hatte, mußte er doch auch zum »Schimmen« gehen.

Als Mann und Kind aus dem Arztzimmer verschwanden, mich ganz allein zurückließen, wurde mir allmählich mulmig. Gleich würde man mir mit spitzer Nadel zu Leibe rücken. Vielleicht war es gar keine so gute Idee gewesen, hierher zu kommen. Plötzlich wurde es ernst. Auf dem Weg ins Behandlungszimmer mußte ich einige Male tief durchatmen, ob es wirklich so weh tun würde, das Punktieren, wie man immer hörte? Es roch nach Desinfektionsmittel, alles war unheimlich steril, es war kein besonders anheimelnder Raum, in dem die Ärztin, die die Punktion machen würde, alles bereitlegte. Ich mußte mich auf die Behandlungsliege setzen, meine (viel zu braunen) Beine baumelten ängstlich, und, wie ich fand, jetzt ganz blaß, über dem gräulichweißen PVC-Fußboden.

»Jetzt bitte ganz weit nach vorn beugen. Noch weiter, ein wenig runder den Rücken. So, jetzt gibt es gleich einen kleinen Einstich, nein, nicht aufrichten, weit nach vorn! Schwester!«

Die bereitstehende Schwester eilte herbei, ich durfte mich an ihr festhalten, bzw. hielt sie mich fest, und dann kam der angekündigte kleine Stich.

»Wir entnehmen jetzt Liquor für die Untersuchungen im Labor. Wenn etwas weh tut, sagen Sie es bitte gleich, es kann passieren, daß die Spitze der Nadel ...«

Ich habe es sofort gesagt und dazu auch noch ziemlich laut. Verglichen mit damals ist die Punktion des Rückenmarkskanals heute ein Spaziergang. Die Nadeln sind viel feiner geworden, und es tut nicht mehr so weh. Trotzdem ist es natürlich noch immer unangenehm, vor allem die Vorstellung, daß man mit einer spitzen Nadel – wie ich es mir damals sehr laienhaft vorstellte – im Rückenmark »herumbohrt«.

Klinikum, Neurologie. Drei Stunden später lag ich auf der neurologischen Wachstation, ich war zur Patientin geworden, punktiert und für vierundzwanzig Stunden völlig flachgelegt, andernfalls drohten starke Kopfschmerzen. Würde man Eiweiß finden, am Ende gar Drittelzellen? Ich hatte keine Ahnung, was das war, aber es würde kein gutes Zeichen sein. Noch am Vortag hatte ich Pläne für den Winter gemacht und überlegt, ob ich meinen Sohn vielleicht schon auf Skier stellen konnte. Nun kam ich mir vor wie in einem schlechten Film, in dem ich durch einen eigenartigen Zufall eine Hauptrolle bekommen hatte. Meine Gedanken waren natürlich bei meinem kleinen Sohn, hoffentlich würde mein Mann ihn auch eincremen am See, ihm ein Hütchen aufsetzen in der Sonne? In meinem Portemonnaie hatte ich, als stolze Mutter, Bilder von meinem Sohn, als ich sie mir schnell holen wollte, erwischte mich die Schwester und scheuchte mich mit der Bemerkung: »Sie sollen nicht aufstehen, wenn Sie etwas brauchen, dann läuten Sie bitte«, ins Bett zu-

rück. Ich hatte schon ganz vergessen, daß ich liegen-
bleiben mußte.

Anderntags wurde ich auf die Station verlegt, ich
hatte keine Kopfschmerzen bekommen, doch hatte
man Drittelzellen und Eiweiß in meiner Rücken-
marksflüssigkeit gefunden. Nicht viel, aber eben
doch, der Befund war nicht unauffällig.

Die Gefühle, die ich damals hatte, müssen Angst
oder wenigstens Unsicherheit gewesen sein, ich
weiß es nicht mehr. Wenn man von einer Blinddarm-
operation absieht, der ich mich mit zwölf Jahren un-
terzogen hatte, um einer Mathematikschulaufgabe
zu entgehen, war ich noch nie im Krankenhaus gewesen, auch niemand in meiner Familie, kranken-
hauserfahren war ich nicht.

Ich freundete mich – schnell wie immer – mit den
Mitpatienten an, die völlig verschiedene neurologische Probleme hatten. Ich erfuhr, was es überhaupt
für Krankheiten auf dem neurologischen Sektor gab,
und war sehr beeindruckt von der Medizin, die offenbar für jeden etwas tun konnte, also bestimmt
auch für mich mit meinen Drittelzellen, dem Eiweiß
im Liquor und meinen übersteigerten Reflexen.

Reflexe sind unwillkürliche, nicht steuerbare Mus-
kelbewegungen. Der allgemein bekannteste ist wohl
der, bei dem der Arzt mit einem Hämmerchen auf
das Knie klopft. Diese Bewegung war damals übersteigert, der Fuß schoß wie zu einem Tritt nach
vorn. Unwillkürliches hatte ich also nicht unter
Kontrolle!

Keiner nahm während meines ganzen Aufenthalts

das Wort MS in den Mund. Sie einigten sich auf Myelitis, Rückenmarksentzündung, aber die Blicke der Ärzte und Schwestern waren so seltsam besorgt und mitfühlend wegen dieses »bißchen Kribbelns«, daß ich es mir nicht völlig erklären konnte. Auch das Interesse der Studenten war auffällig, ständig tuschelten sie, sahen mich an, als wollten sie mich in Spiritus legen, als wüßten sie mehr als ich.

Vor zwanzig Jahren gab es in besonders modernen Krankenhäusern kleine Kopfkissen, in denen ein leises Radio eingebaut war. Ich war allein auf dem Zimmer und hörte gleich am ersten Abend auf einem der zwei Sender, die man zur Auswahl hatte, mein damaliges Lieblingslied: Fredl Fesl, der mit viel Gefühl seinen berühmten und einfach unnachahmlichen Königsjodler sang. Falsch wie immer, einfach unerträglich, und ich lag da, das Ohr auf dem kleinen Kissen und lachte und lachte. Die Ärztin, die mich punktiert hatte, kam herein und war ziemlich irritiert. Als ich sie an meinem Kissen horchen ließ, mußte sie ebenfalls ganz schrecklich lachen und meinte dann sinnend: »Sie lassen sich nicht so leicht unterkriegen, nicht wahr? Recht haben Sie!«

Wie immer im Leben machte ich das Beste aus dieser Situation, mit einem Studenten traf ich mich hin und wieder im Park der Klinik, um eine Zigarette zu rauchen. Als die Ärztin uns sah, drohte sie mir mit dem Finger und verbot mir den Aufenthalt im Park, wegen der Sonne.

Am anderen Tag bei der Visite erläuterte sie mir auf Anfrage, daß Sonne ganz schädlich sei bei neuro-

20

logischen Problemen. »Auch wenn ich sie wirklich liebe und sie mir noch nie geschadet hat?« wollte ich wissen. »Ja, auch dann.«

Mit geschlossenen Augen mußte ich ab diesem Zeitpunkt bei jeder Visite mit den Zeigefingern meine Nasenspitze treffen, mit der Ferse des einen Beins am Schienbein des anderen herunterstreichen. Ich mußte die Zunge weit herausstrecken, meine Wangen aufblasen, pfeifen, die Stirn runzeln, der Ärztin die Hände fest drücken.

Ich mußte das Gefühl in meiner linken Körperhälfte immer wieder beschreiben, war es einfache Taubheit, schmerzhafte Taubheit oder mehr einfaches Kribbeln? Einfaches schmerzhaftes Kribbeln? Wie kribbelte es? Ich bemühte mich, wußte es jedoch nicht besser zu beschreiben.

Auf einem Bein konnte ich stehen, rückwärts und vorwärts hüpfen, auch mit geschlossenen Augen war das kein Problem. Die Ärzte, zwanzig Medizinstudenten im Schlepptau, nickten bedächtig, wiegten ihre Häupter, murmelten Begriffe, die mir nichts sagten, prüften Reflexe.

Ich bekam täglich eine Infusion (kann nichts schaden ...), sollte noch einmal punktiert werden, man wollte mir dabei ein Kontrastmittel in den Rückenmarkskanal injizieren. Auf einem Röntgenschirm konnte man so darstellen, ob ein Wirbel auf das Rückenmark drückte. Das wollte ich doch nicht hoffen! Ich hatte keine Lust, mich am Ende einer Bandscheibenoperation unterziehen zu müssen, in meinem Alter!

Als Termin wurde ein Tag in der nächsten Woche festgelegt.

Vorher sollte ich auf der Behandlungsliege schnell noch unterschreiben, daß ich (ich!) mit der Untersuchung einverstanden sei, daß man mich über ihre Risiken aufgeklärt habe. Dann wurde ich ein wenig aufgeklärt, und auf einmal begriff ich, daß es hier wirklich um meine Gesundheit ging und das alles kein Spaß mehr war.

Ich unterschrieb es nicht, weil ich dieses Risiko, auf das man mich hinwies, ja überhaupt nicht abschätzen konnte. Großer Aufruhr auf der Station. Ernstes Gespräch nach dem Motto: Da bemühen wir uns, alles für Sie zu tun, und dann schießen Sie quer, so geht das nicht!

Ich hatte ja wirklich keine Ahnung von den Abläufen im Krankenhaus, wollte, bevor ich dieses Formular unterschrieb und die Verantwortung für etwas übernahm, was ich doch überhaupt nicht überblicken konnte, die Untersuchungsrisiken wenigstens so weit erklärt bekommen, daß ich sie verstand. Ahnungslos wie ich war, war ich darüber hinaus der Auffassung, daß ein Arzt, der eine solche Untersuchung an mir durchführte, auch die Verantwortung dafür übernehmen sollte. Wie konnte ich Laie das denn entscheiden? Tja, ich hatte, wie gesagt, keine Ahnung...

Für die von mir verlangte ausführliche Erklärung nahm sich dann jemand Zeit, als das obligatorische Grüppchen Medizinstudenten das Labor schon betreten hatte. Mein Rauchkumpan blinzelte mir als

Gruß zu und hob die Handflächen in die Höhe, als ich ihm zuraunte, ob ich diese Untersuchung denn überhaupt machen sollte. Er wußte es wohl nicht.

Ich unterschrieb schließlich und nahm mir gleichzeitig vor, zu Hause im Lexikon alle Worte nachzuschlagen, die ich aufschnappte und behalten konnte, was mich jedoch bald überforderte. Interessiert umringten die Studenten das Versuchskaninchen, die Ärzte warfen mit beeindruckenden Fachausdrücken um sich, das Grüppchen betrachtete mich teils neugierig, teils mitleidig. Was um Himmels willen bedeutete Parese, was Ataxie? Das alles hörte sich ja schlimm an. Die Studenten erfuhren (und so am Stück klang es schon gar nicht mehr sehr gesund): Ich hätte schon früher Schwindelgefühle, auch öfter Sehstörungen gehabt, nun sei noch diese Mißempfindung hinzugekommen, man würde mit der heutigen Untersuchung feststellen können, ob eventuell »nur« ein Wirbel auf das Rückenmark drückte oder ob es »etwas anderes« war. Neben meinem Kopf stand ein anderer der Studenten, mit denen ich hin und wieder im Raucherzimmer gesprochen hatte. »Was meinen die mit eventuell etwas anderes?« raunte ich ihm zu, doch er sah mich nicht an, zuckte nur die Schultern.

Für die Studenten mußte ich noch mal auf einem Strich entlang gehen. Ob ich schon mal doppelt gesehen hatte? Ob es in meinem Leben größere Probleme gäbe? Nein, sagte ich auf beides, denn ich hatte noch nie Doppelbilder gehabt.

Dann die Punktion, bei der das Kontrastmittel in

den Rückenmarkskanal gespritzt wurde. Ich wurde dazu auf der drehbaren Behandlungsliege festgeschnallt, dann samt Liege aufrecht, in der Folge auf den Kopf gestellt. Man konnte am Röntgenschirm ganz deutlich sehen, daß die Flüssigkeit einwandfrei auf- und abwärts fließen konnte, also kein Wirbel drückte. Noch bevor ich erleichtert aufatmen konnte, erfuhr ich, daß es dann wohl etwas anderes war. Etwas anderes?

Am Monitor war nicht nur meine Wirbelsäule zu bewundern, es war natürlich auch die ziemlich große Spritze mit abgebildet, deren Nadel mit ihrer Spitze in meinen Rückmarkskanal hineinragte, ein unangenehmes Bild. Wenn man die Behandlungsliege nach der anderen Seite kippte (» ...wir müssen aufpassen, daß der Patientin vom Kontrastmittel nichts ins Gehirn gelangt, das wäre nicht gut ...«), dann kippte die Spritze natürlich auch, und das tat weh. Die Nadel am Bildschirm zitterte sichtbar in meinem Rücken.

»Oje, mir wird schlecht, ich muß raus«, flüsterte ein Student seinem Nachbarn zu und verschwand. Mir war auch nicht gut, aber ich war ja angeschnallt.

»Machen Sie sich nicht zu viele Gedanken«, sagte die sehr nette junge Ärztin zu mir, als ich am anderen Tag noch um nähere Erläuterungen bitten wollte. »So eine Rückenmarksentzündung kann wirklich völlig ausheilen, sie sind doch ein sehr aktiver Mensch, der das Leben anpackt, um Sie mache ich mir eigentlich wenig Sorgen.«

Da war er gewesen, der erste psychosomatische An-

satz bei einer Medizinerin, sie hatte offenbar irgendwelche Gemeinsamkeiten unter den Patienten festgestellt, und ihr war ich – damals – für eine schlim-
mere Krankheit zu aktiv! Irgendwie beruhigten mich
ihre Worte. Hätte ich da nur nachgefragt!

Vielleicht ist der Schwindel ja doch nur ein Kreislaufproblem gewesen und die Sehstörungen auch?
sagte ich mir, als auch andere Untersuchungen negativ verliefen. Daß negativ eigentlich in der Medizin etwas für mich sehr Positives bedeutete und
umgekehrt, war eine fundamentale Erkenntnis für
mich. Nachdem also alle anderen Ergebnisse – in
diesem Sinne – negativ ausfielen, wurde ich nach
vier Wochen nach Hause entlassen. Alles wieder in
Ordnung.

In Ordnung? Es dauerte keine zwei Tage und das
Kribbeln, das bisher auf die linke Körperseite be-
schränkt gewesen war, griff auch auf die rechte Seite
über. In Panik rief ich in der Klinik an, zu meinem
Glück hatte die nette junge Ärztin Dienst. Ich schüt-
tete ihr mein Herz aus, nun wirklich voller Angst,
und sie meinte: »Das ist nicht gut. Bleiben Sie aber
bitte ganz ruhig, warten wir ab. Wenn es die nächsten drei Tage nicht besser wird, dann kommen Sie
noch mal stationär. Ist denn irgend etwas Ungewöhnliches vorgefallen?«

Natürlich nicht. Ich verstand diese Frage nicht – und
ich verdrängte sie sofort, denn sie hätte es erforderlich gemacht, mir einige Wahrheiten einzugestehen
über die Realität in meiner Ehe, und dazu war ich
damals noch nicht in der Lage. Am zweiten Tag ging

das Kribbeln rechtsseits zurück, um am dritten völlig zu verschwinden. Puh.

Meine Stimmung besserte sich jetzt allerdings nur zögernd, ich wußte im Inneren auf einmal, daß etwas Schlimmes passiert war, etwas Einschneidendes, und es hing mit mir und meiner Situation zusammen. Das Kribbeln auf der rechten Körperseite war zwar wieder weg, links blieb es jedoch jahrelang nahezu unverändert, die diffuse Angst blieb ebenfalls lange, bevor sie verblaßte.

Dieses seltsame Körpergefühl gab mir sehr zu denken, es hatte mir ganz spontan einiges gesagt, was ich damals jedoch noch nicht hören wollte. Ich beschloß jedenfalls, daß es künftig nicht nur meine Aufgabe sein konnte, unsere Ehe wieder flottzumachen, sondern daß auch mein Ehemann dazu seinen Teil beitragen mußte. Leider sah er das zwar theoretisch ebenso, praktisch änderte sich nichts. Sein Fußballverein begann, die Hauptrolle in seinem Leben zu spielen.

Wir verstummten immer mehr, lebten nebeneinander her wie ein altes Ehepaar, die ehemaligen Gemeinsamkeiten zerrannen wie Butter unter der Sonne.

Es war die Zeit, in der meine Mutter an Krebs erkrankte. Ich kümmerte mich um sie, so gut es eben ging mit einem kleinen Kind und einem Mann, der zu dieser Zeit wirklich keine große Hilfe mehr war. Bis zu Mutters Tod ging es mit unserer Ehe immer weiter bergab.

Ich war noch keine dreißig, war verheiratet mit

einem Mann, der seinerseits mit seinem Fußballverein mehr liiert war als mit seiner Familie, und
das zu einer Zeit, in der alle jungen Leute in die
Hände spuckten und sich anschickten, die Welt zu
verändern.

Gesellschaftliche und politische Umwälzungen
überall, Flowerpower, Vietnamkrieg, antiautoritäre
Kindererziehung, Emanzipation: die Welt wollte ver-
bessert werden, sie wartete auf mich!

Die Ruhe
vor dem Sturm

Erst zwei Jahre später hörte ich auf den Ruf der Welt, stellte meine frustrierenden Eheerhaltungsbemühungen ein, und wir trennten uns. Nach einiger Zeit kehrte – obwohl ich weniger Zeit für mich hatte – meine alte Lebensfreude zurück, die Welt hatte mich wieder, und ich warf mich ihr voller Schwung und Begeisterung in die Arme.

Ich hatte in den folgenden Jahren beruflichen Streß, rauchte viel zuviel, führte ein ziemlich unregelmäßiges Leben. Die Verantwortung für meinen Sohn trug ich jetzt allein. Wirklich allein, denn mein Mann war auch als getrennter Vater nicht verläßlicher.

Doch auch das steckte ich weg, wie vieles in und auch noch nach meiner Ehe, obgleich ich natürlich innerlich kochte. Weder holte er seinen Sohn zum vereinbarten Termin pünktlich ab, noch brachte er ihn zur abgesprochenen Zeit zurück. Ich konnte mich nie auf ein freies Wochenende einstellen. Ich steckte weg, daß der Unterhalt unregelmäßig kam, steckte auch weg, daß andererseits Beschwerden von ihm eintrafen, wenn mein Sohn keine vollständige Skiausrüstung hatte. Den kausalen Zusammenhang zwischen geleistetem Unterhalt und neu angeschaffter Kinderkleidung wollte er nicht verstehen.

Ich suchte mir also weitere Jobs, die sich nicht immer so ohne weiteres finden ließen. Mit meinen hohen Ansprüchen an mich, immer eine fröhliche, geduldige, ausgeruhte und unternehmungslustige Mutter zu sein, kam ich manchmal ziemlich ins Rotieren. Doch fand ich eine interessante, befriedigende Aufgabe in einem Verlag unter netten jungen Kollegen und blieb ab da fast sieben Jahre ohne gesundheitliche Störung. Es ging mir rundherum gut.

Ich war eine der vielen berufstätigen und alleinerziehenden Mütter geworden, war glücklich damit, und außerdem war es Anfang der siebziger Jahre ausgesprochen *in*, ja fast ein Muß, alleinerziehende Mutter zu sein. Ich lag (verbotenerweise) an der Isar in der Sonne, kam (verbotenerweise) braungebrannt aus dem Urlaub, trieb (verbotenerweise) wieder Sport. Ich ritt, surfte, fuhr Ski mit meinem Sohn. Kurzum, ich tat, was mir Spaß machte, und damit fast alles, wovon die Ärzte mir dringend abgeraten hatten. Nichts davon machte mich krank, weder die Sonne noch das Rauchen, noch der Streß. Auch möglicherweise fehlende ungesättigte Fettsäuren in meiner – zugegebenermaßen – häufig unausgewogenen Ernährung nicht.

Ich hatte hin und wieder einen nicht zu festen Freund, alle akzeptierten mich, mochten auch meinen Filius, wir hatten jede Menge Spaß. Fast vergaß ich in den sieben Jahren dieses Damoklesschwert, das in Form der durchgemachten Myelitis am seidenen Faden über mir hing. Und ich hatte keine Ahnung, wie dünn dieser Faden war.

Ich hatte tatsächlich nach meinem Klinikaufenthalt sofort in der Bücherei alle Worte nachgeschlagen und erschreckt erkannt, was die Ärzte mit »etwas anderes« gemeint hatten: Multiple Sklerose. Doch an diese Zeit wollte ich partout nicht erinnert werden. Krank? MS? Ich doch nicht!

Ist es mir eine Lehre gewesen, daß ich, solange ich auf mein Gefühl hörte, munter meinen eigenen Weg ging, sogar dann, wenn ich die Empfehlungen der Ärzte grob mißachtete, von Krankheit verschont blieb? Nein. Ich hörte diese Botschaft nicht, und die Konsequenzen blieben mir in der Folgezeit nicht erspart.

Ich las Bücher stapelweise, besuchte viele politische Versammlungen, ging zu Diskussionen, kümmerte mich um meine Freunde und Freundinnen, frau (!) half sich gegenseitig bei der Kinderbeaufsichtigung, denn frau war in der Regel alleinerziehend. Ab und zu tauchte auch mal ein alleinerziehender Mann in unserer Runde auf, das fanden wir dann alle der Zeit entsprechend und in Ordnung. Unsere Söhne bekamen selbstverständlich keine Revolver, dafür bekamen sie Puppen und durften weinen. Die Töchter mußten auf den Abenteuerspielplatz, dort (ob sie wollten oder nicht) hämmern und sägen, mit Autos spielen, sich wehren. Kurzum, wir machten alles völlig anders, als unsere Eltern das mit uns gemacht hatten – was wahrscheinlich nicht der Weisheit letzter Schluß war, doch wir fanden es prima so.

Natürlich gab es auch Probleme in diesen Jahren, sie schienen jedoch allesamt lösbar zu sein, und ich ließ es nicht zu, daß mich unlösbare zu sehr belasteten.

Ich hatte eine längere Beziehung mit einem verheirateten Mann, in der ich lernte, auch in einer Beziehung auf eigenen Beinen zu stehen. Ich war nun selbständiger und viel unabhängiger als in meiner Ehe.

Weil ich durch das Lesen entsprechender Bücher und auch durch Gespräche mit Freunden zu der Auffassung kam, daß ich in meinem Beziehungsverhalten wohl etwas ändern mußte, fing ich eine Gruppentherapie an. Wenn ich (fast konnte ich dies nicht glauben) in meiner Ehe tatsächlich Fehler gemacht hatte, dann wollte ich die ja nicht noch einmal wiederholen. Wieviel erlebte Not hinter dieser Entscheidung stand, weiß ich heute nicht mehr.

Für Gruppentherapie schien ich mir jedenfalls besonders gut geeignet. Als kommunikative Zwillingsfrau fiel es mir leicht, die anderen mit kurzweiligen Stories aus meinem Leben zu unterhalten. Daß dies nicht der einzige Grund für eine solche Therapie war, sagte mir ein Teilnehmer nach einigen Wochen ausgesprochen giftig und mit ziemlich verbissener Miene. Ich war erschrocken darüber, fast empört. Wieso war der denn plötzlich so unfreundlich? Ich fand, daß ich es interessanter machte als die anderen. Erzählte nicht jeder aus seinem Leben, weshalb nicht auch ich?

32

Heute denke ich, daß genau das ein ganz wichtiges Symptom, irgendwie das Symptom schlechthin war, daß ich nicht über wirkliche Probleme sprechen konnte, weil sie viel zu tief unter meiner lockeren Oberfläche vergraben lagen. Und dort unten wollte ich sie zu dieser Zeit wohl auch noch halten.

Diese erste Therapie hätte mir schon so vieles zeigen können. Leider ließ ich die Gelegenheit verstreichen, weil ich überhaupt nicht erfaßte, was ich mir da hätte klarmachen können. Daß der Therapeut nicht eingriff, wundert mich aus heutiger Sicht ein wenig.

»Ich finde es prima, daß du so chronisch gut aufgelegt bist. Meine Kinder kommen deshalb so gerne zu euch«, sagte eine Freundin einmal zu mir, als sie mir ihre beiden Töchter über die Schwelle schob. Ich mußte lachen, weil sich die Kombination der Worte *chronisch* und *gut aufgelegt* in meinen Ohren seltsam anhörte. Es stimmte aber, ich war meist »gut drauf«. Aus diesem Grund war mein Sohn eigentlich kein richtiges Einzelkind, unsere Tür stand immer offen für seine Freunde und Freundinnen, die oft zu mehreren mit uns aßen, bei uns schliefen, ebenso wie Kinder aus der Nachbarschaft, deren Mütter dann andererseits meinen Sohn verpflegten, wenn ich länger arbeiten mußte. Auch über ein paar Tage halfen wir uns aus, sprangen füreinander ein, wenn Not »am Kind« war oder an der Frau. Wir konnten uns aufeinander verlassen, Organisation war alles, wenn man alleinerziehend war, dann konnte man sich das Leben auch schön machen.

Der Absturz ins Bodenlose

Eines Morgens stand eine wilde »Horde« Umzugshelfer vom Studentenschnelldienst in meinem Büro, um beim firmeninternen Umzug in eine andere Etage zu helfen. In Windeseile sollten sie Ordner in Kisten ein- und im anderen Stockwerk sofort wieder auspacken und alles in die neuen Regale stellen, denn Zeit war natürlich knapp.

Anfangs durfte ich alle kommandieren, später wurden sie aufgeteilt. Einer von ihnen fiel mir aufgrund rätselhafter Fügung zu: Peter. Er war schon etwas älter als die anderen, fünf Jahre jünger als ich, und er kam, sah und siegte.

Sein Lachen, seine dummen Sprüche, die Ernsthaftigkeit, mit der er über Banalitäten sprach, berührte etwas in mir. Ich wußte damals nur noch nicht, daß er meine empfindsamste Saite anschlug.

Noch nie hatte es mich bei einem Mann begeistert, daß er mit der Zunge ein ganz kleines bißchen anstieß. Bei ihm fand ich es bezaubernd, und vorbei war es mit meinen neuen Erkenntnissen bezüglich Singledasein – und den in den Jahren erlernten Selbstschutzmaßnahmen ebenfalls.

Ich sagte mir abgeklärt, wie ich mich gerne gab: Genieß den kleinen Flirt und laß ihn in seiner Studentenwelt, der ist er wohl noch nicht entschlossen, erwachsen zu werden.

Wenn ich am späten Vormittag bei ihm anrief, war ich schon seit gut zwei Stunden ernsthaft an der Arbeit, las Korrekturfahnen, prüfte Reinzeichnungen. Ich hatte meinen Sohn bereits in der Schule abgeliefert, war mit dem Hund Gassi gewesen etc. Peter lag noch im Bett und meldete sich ganz verschlafen mit seinem Vornamen. Das fand ich putzig. Unkonventionelle Beziehungen hatten ihren Reiz für mich, seit ich nicht mehr gezwungen war, die brave Ehefrau zu mimen. Außerdem fühlte ich mich der Situation völlig gewachsen und flirtete fröhlich drauflos.

Ich erwartete nicht allzuviel von ihm, doch Peter kam zu meiner Überraschung von sich aus immer näher. Da konnte ich einfach nicht anders. Ich war nach Jahren wieder einmal richtig verliebt und hatte den Eindruck, daß es ihm ebenso ging. Bei ihm wollte und konnte ich nicht einfach einen schnellen Schlußstrich ziehen, als ich merkte, daß er mir gefährlich nahe kam. Das einzige, was mir zunächst gelang, war, meine Erwartungen niedrig zu halten. Bis er mir meine eigene Zahnbürste, passend zu seiner elektrischen, überreichte. Ich war völlig überrascht und gerührt. Und ich übersprang die Hürde, die mich so viele Jahre – auch vor mir – geschützt hatte.

In meiner Gruppentherapie erzählte ich nichts von Peter, nichts davon, daß er Freude und Spaß in mein Leben brachte, das ansonsten von ziemlich vielen Anforderungen bestimmt war. Man konnte mit ihm sowohl herrlich blödeln als auch ernsthaft sprechen.

Ich genoß es, daß ich mich – auf seine ausdrückliche Einladung hin – auch mal anlehnen und emotional auftanken durfte. So dachte ich jedenfalls. Mein Sohn war angetan von ihm, das Leben war schöner als zuvor. Was wollte ich noch?

Ich hielt mich für schrecklich unabhängig und selbständig, richtig hingegen war, daß ich erschreckend anlehnungsbedürftig geworden war über die Jahre und dies überhaupt nicht bemerkte, und Peter war dafür der völlig Falsche mit seiner Bindungsangst. Was ich schön fand an unserer Beziehung, wovon ich sehr gerne noch wesentlich mehr gehabt hätte, das fand er – schizoid wie er war – ganz entsetzlich beängstigend.

Er kam immer näher, und als ich das überrascht und sehr erfreut begrüßte, begann er erschreckt, sich zurückzuziehen, mußte plötzlich mehr für sein Studium tun, seine Freunde öfter sehen. Ich hatte damit zunächst gar kein Problem, meine Freunde maulten ja seit geraumer Zeit ebenfalls, weil ich keine Zeit mehr für sie hatte. Sein ständiges Hin und Her allerdings, dieses dauernde Sich-Zurückziehen und dann doch vor meiner Türe Stehen, machte mich langsam mürbe.

Ich schaffte es – wie in meiner Ehe – nicht, frühzeitig anzusprechen, was mich so unsicher machte. Aus der anfangs sehr lockeren Verbindung, in der jeder machen konnte, was er wollte, wurde ein unglaublich zähes Gebilde, in dem keiner mehr glücklich war.

Er nicht, weil er spürte, daß ich etwas von ihm wollte, was er nicht zu vergeben hatte. Und ich nicht, weil ich nicht bekam, was ich so gerne von ihm gehabt hätte, dafür jedoch ständig seine unterschwelligen Vorwürfe abbekam, daß das meine Schuld sei. Und das machte mich so hilflos, weil mir nicht auffiel, daß mir das, mit völlig anderen Themen, ja zu Ehezeiten auch passiert war.

Peter hat mich aber auch aus einem anderen Grund so völlig kalt erwischt: Er war dabei zu scheitern, trotz seiner Voraussetzungen, wie mein Vater, wie mein Bruder (siehe Seite 121 ff.). Ich hätte es verhindern sollen – wie mir seine Schwester und über sie Peters Mutter aufgetragen hatten. Zu scheitern war damals für mich noch etwas ganz Entsetzliches, emotional war es für mich gleichgesetzt mit Gefängnis, Verlust der Familie, der Mutterliebe. Wenn er trotzdem scheiterte, war es meine Schuld? Wie konnte ich es verhindern?

Meine nächste Katastrophe baute sich auf. Mein Sohn war während der Sommerferien mit seinem Vater in Urlaub gefahren, was einer echten Sensation gleichkam. Das erstemal seit unserer Trennung würde ich drei Wochen für mich zur Verfügung haben. Ich hatte frei, Urlaub genommen – doch dann hatte Peter keine Zeit.

Er war plötzlich so distanziert. Es zeichnete sich ab, daß ich ihn verlieren würde, wenn ich zu anspruchsvoll war. Also bemühte ich mich, ihm mehr Freiraum zu lassen: für sein Studium oder wofür auch immer.

Peters Studium bzw. das, was er eben nicht dafür tat, wurde immer mehr zu unserem Dauerthema. Hatte ich ihm anfangs noch ganz blauäugig angeboten, ihm beim Schreiben seiner letzten erforderlichen Arbeit zu helfen, so war mir längst klargeworden, daß sein eigentliches Problem woanders liegen mußte. Wollte er nun sein Studium beenden, wollte er es nicht?

Meinem Hausarzt hatte ich einmal im Rahmen einer Routineuntersuchung erzählt, daß es mich sehr beunruhige und auch verunsichere, daß mein Freund mit seinem Studium Schwierigkeiten habe und daß mich dies unglaublich belaste. Er meinte daraufhin mit gesundem Menschenverstand, daß ich das doch einfach nicht übernehmen solle, Peter sei doch alt genug, um zu wissen, was er tue. Womit er natürlich recht hatte, es war eine Antwort, die ich selbst jedem anderen auch gegeben hätte.

So einfach war das für mich aber nicht, weil ich mich völlig für die Schwierigkeiten anderer verantwortlich fühlen konnte, gerade dann, wenn mir diese nahestanden. Peters ältere Schwester hatte mich zu allem Überfluß – mit der Frage, ob ihr Bruder denn diesmal endlich seine letzte Prüfung ablegen würde und mit der nachgeschobenen Bitte (auch im Namen seiner Mutter!), ihm doch zuzureden und positiv auf ihn einzuwirken – genau an meiner empfindlichsten Stelle getroffen, ohne daß ich es merkte.

Eines Morgens – im August 1983 – erwachte ich ziemlich gerädert, und als ich die Augen aufschlug, sah ich nur die eine Hälfte meines Zimmers. Schon am Vortag hatte ich den Eindruck gehabt, unscharf zu sehen.

Nach einigem Zögern rief ich bei Peter an, er hatte für diesen Tag jedoch etwas anderes vereinbart und wollte dies auch nicht ändern. Als nächsten rief ich meinen Augenarzt an, der sich die Zeit nahm und sofort extra wegen mir in seine Praxis fuhr – es war wieder ein Wochenende.

Mit dem linken Auge war es kein Problem, auch die kleinsten Zahlen der Leuchttafel zu lesen, mit dem rechten Auge erkannte ich auch die ganz großen nicht, denn ich konnte die ganze Tafel nicht sehen. Ich sah wirklich nichts damit. Er griff zu seinem Rezeptblock, verordnete mir auf der Stelle Cortison. Ich erschrak, war das nicht ein schweres Medikament, von dem man immer nur hörte, daß es viel zu schnell verschrieben wurde?

Er erklärte mir, daß es das einzige Mittel wäre, mit dem man gegen eine akute Sehnerventzündung vorgehen könnte. Ich solle es nach seiner Maßgabe einnehmen. »Sie werden sehen, es dauert nicht lange, und die Entzündung heilt ab.«

Ich war sehr unsicher, aber er fragte mich provozierend: »Ist eines nicht genug, wollen Sie auch auf dem anderen Auge noch erblinden?«

Das saß natürlich, und ich nickte folgsam. Er wollte wissen: »Waren Sie nicht schon vor Jahren einmal hier, um mir zu sagen, daß Sie unscharf sehen, und ich konnte nichts finden?« Ich nickte.

»Das war dann sicher schon damals eine leichte Sehnerventzündung, man kann bei einer leichten als Augenarzt von außen gar nichts erkennen. Das ist so eine Sache mit einer Retrobulbärneuritis«, meinte er dann beinahe belustigt. »Das ist die Krankheit, bei der der Augenarzt überhaupt nichts sieht – aber der Patient auch nicht.«

Ich konnte nicht so richtig über dieses Wortspiel lachen, das gebe ich zu, obgleich die Beschreibung wahrscheinlich zutraf.

Er gab mir gleich eine Einweisung in die Klinik mit, das Rezept für Cortison ebenfalls, und einen guten Rat hatte er außerdem für mich: »Machen Sie sich nicht zu viele Gedanken.« Doch damit kam er zu spät, das Karussell in meinem Kopf lief bereits auf Hochtouren.

Warum gerade ich?

Ich bemühte mich ver-
zweifelt herauszufinden, was mir da geschehen war,
warum ich auf einmal wieder in der Situation des
Patienten gelandet war. Ich war wieder krank geworden, wieder in einer Situation, in der ich mich einsam und unglücklich gefühlt hatte, soviel war mir
klar. Liebeskummer nannte ich es damals noch.
Aber wer wurde denn davon krank? Das war doch
unmöglich, daß dies die Ursache war. Die gesamte
Menschheit würde doch erblinden durch die Gegend
tappen, wenn Liebeskummer dazu führen konnte,
daß man das Augenlicht verlor!
Ich stieg wieder in mein Auto (man darf das, wenn
man mit einem Auge alles sieht) und fuhr übervor-
sichtig die paar hundert Meter nach Hause. Mein
Sohn war noch mit seinem Vater in Urlaub, ich
konnte nur in meine Wohnung gehen, mich in die
Küche setzen und – weinen. Ich glaube, daß ich
stundenlang vor mich hin heulte, ratlos, hemmungs-
los, hoffnungslos. Egal wer gekommen wäre, ich
hätte nicht aufhören können, denn ich wußte, was
jetzt die Uhr geschlagen hatte. Vor sieben Jahren war
ich noch einmal davongekommen, nun hatte es
mich wieder eingeholt.
Warum gerade ich? Die Frage war rhetorisch, nie-

mand würde sie mir beantworten können. Und doch ließ sie mich nicht los, würde mich auch die nächsten Jahre begleiten. So verzweifelt, wie ich im Augenblick war, konnte ich wirklich keinen klaren Gedanken fassen. Und wo war Peter? Wie konnte er an einem solchen Tag, der für mich ein echtes Unglück war, fremder Leute Kisten schleppen, statt hier bei mir zu sein, mich zu trösten, mir zu helfen?

Meine Freundin Beate kam auf der Stelle, ich weiß nicht mehr, ob sie zufällig angerufen oder ob ich sie alarmiert hatte. Sie nahm mich in den Arm, wurde wütend auf Peter und forderte mich auf, ihn doch anzurufen, ihm klipp und klar zu sagen, daß er hier benötigt würde. Nein, das wollte ich nicht. Ich wollte ihm nicht auf die Nerven gehen, ihm nicht zeigen, wie schwach ich war und wie hilflos. Das hätte ihn völlig überfordert, das wußte ich, und ein überforderter Peter an meiner Seite hätte mir auch nichts geholfen. Wenigstens rief er am Nachmittag einmal an, erkundigte sich nach meinem Auge und versprach, am späten Nachmittag zu kommen.

Ich war mir gar nicht sicher, ob ich es eigentlich wollte, meine gefühlvolle, fürsorgliche und sehr mitfühlende Freundin einzutauschen gegen diesen Holzklotz. Ich ahnte, daß es mir nichts helfen würde, wenn er kam, aber ich hoffte auch noch immer, daß ich mich täuschte. Ich täuschte mich nicht.

Nach dem Wochenende bekam ich sofort einen Untersuchungstermin in dem Krankenhaus, in dem ich mich seit meiner Myelitis einmal jährlich vorgestellt und mir als Ergebnis den Befund: »Alles okay«

abgeholt hatte. Es liegt mitten in München, im Klinikviertel, eine kleine alte Klinik, speziell für Multiple-Sklerose-Kranke, ein Parkplatz für den Chefarzt war dort mit einem kleinen Schildchen reserviert, ich werde den Namen nie vergessen, weil ich an diesem Schild immer meine Sehversuche machte.

Die Ärztin, die meine jährliche Untersuchung durchgeführt hatte, sah mich traurig an. Wir waren doch gemeinsam so froh gewesen, wenn sie am Ende immer lächelnd zu mir hatte sagen können: »Alles bestens.«

Und nun war ich doch hier gelandet, voller Angst, und ihr Blick verriet mir nichts Gutes. Sie verdrahtete mich ohne viele Worte, um Gehirnmessungen durchzuführen. »Ist das da draußen Ihr Freund?« wollte sie dabei wissen. Mir trieb diese Frage sofort die Tränen in die Augen, das hinter uns liegende Wochenende war eines meiner bisher einsamsten gewesen. Jeder Zoll Peter hatte geschrien: Mach mir nicht solche Angst, brauch mich bitte nicht, ich stehe dafür nicht zur Verfügung. Das demonstriere ich dir doch ständig, kapier es doch endlich!

Es war viel schlimmer, wenn er bei mir war, als wenn er es nicht war, aber wenn er weg war, war es auch nicht gut. Als wäre ich eine heiße Kartoffel, nahm er mich in den Arm, er sah an mir vorbei, wenn ich ihn ansah. Hilf mir doch, hätte ich sagen wollen, aber es blieb mir im Hals stecken unter seinen distanzierten Blicken. Ich sah ihm an, wie erleichtert er war, als ich mich stationär aufnehmen ließ. Es tat mir unendlich weh, daß es so war.

Nach meinem ersten Aufenthalt in der Neurologie der Uniklinik vor Jahren, in der ich, ohne mir groß den Kopf darüber zu zerbrechen, schon einiges gesehen hatte, was zwar nicht mit MS, wohl aber mit der neurologischen Problematik zusammenhing, kam es in diesem Krankenhaus knüppeldick. Hier begriff ich erstmals, wie krank man mit Multipler Sklerose war. Hier verlor ich, nicht nur fürs erste, jede realistische Einschätzung meiner eigenen Lage, sah Dinge, die meine Hoffnungslosigkeit noch weiter entfachten. Heute weiß ich, daß die Menschen in der Klinik überhaupt nicht repräsentativ waren für MS, daß längst nicht alle Erkrankten so schlimm dran sind. Doch frage ich mich noch heute, ob es sein muß, einen Menschen, der völlig stumm ist und nahezu blind, der selbständig zu keiner einzigen Bewegung mehr fähig ist, für jeden – auch für Neuerkrankte – sichtbar in ein Zimmer mit ständig offener Tür direkt beim Eingang einer MS-Klinik zu legen. Doch wer weiß, vielleicht hat ja gerade sein Anblick meine Lebensgeister wachgehalten?

Erst hatte ich angenommen, daß er ein Unfallopfer sei oder ein Patient nach einem schweren Schlaganfall. »Nein, nein, der hat doch auch MS«, war die sehr einfühlsame Antwort eines Pflegers auf meine Frage. Dann drehte er sich um und rief einer Schwester zu: »Wir müssen Frau X. wieder an den Sauerstoff hängen, sie bekommt schon wieder keine Luft!«

Zwei Wochen habe ich geweint von morgens bis abends, bis ich Lexotanil, ein starkes, stimmungsaufhellendes Medikament bekam. Ich nahm es erleichtert, denn es bot sich mir kein anderer Strohhalm, an den ich mich klammern konnte. Kein Arzt und keine Schwester hat es direkt gesagt, aber ihre Gesichter drückten aus: Was stellt sie sich denn so an? Die muß noch viel lernen, wenn sie mit dieser Krankheit zurechtkommen will.

Man erzählte mir von Selbsthilfegruppen, davon, daß man auch mit MS noch recht gut leben könnte, gab mir »den Bauer«, das Buch eines MS-Spezialisten. Als ich es aufschlug, fiel mein erster Blick auf eine Schiene, die verhindern sollte, daß die Hand zu sehr zitterte. Damit, so stand im Buch, könne man dann vielleicht doch wieder selbständig essen. Und ich hatte einen kleinen Jungen zu Hause, der schon lange ganz hervorragend selbständig essen konnte! Sollte ich mich neben ihn setzen und kleckern?

Verzweifelt schickte ich, die ich seit vielen Jahren kein Gebet mehr gesprochen hatte, aus dem tiefsten Grund meines Herzens ein Stoßgebet zum Himmel: »Laß mich dieses Kind großkriegen, gib mir die Kraft, nicht schon vorher so zu enden wie dieser Mann vorn am Eingang!«

An Ausflugszielen waren mir in den letzten Jahren Busse der MS-Gesellschaft aufgefallen. Deren gehfähige Insassen schoben andere, die diese Fähigkeit bereits verloren hatten, im Rollstuhl vor sich her, wobei ich mich nicht entscheiden konnte, was ich schlimmer fand. Und der erste Eindruck hier? Der bewegungsunfähige Patient gleich beim Eingang.

So werde ich enden? Wieviel Zeit bleibt mir bis

dahin noch? Alles was ich bisher über MS wußte, war, daß diese Krankheit einen irgendwann in den Rollstuhl zwingt. Hier im Krankenhaus sah ich noch weit Schlimmeres.

Die Zukunft war eine ganz grauenhafte Perspektive für mich geworden. Unheilbar, das stand auf dem Vorhang, der vor meiner Zukunft heruntergerauscht war. Wie sollte ein lebhafter kleiner Junge zuversichtlich mit einer solchen Mutter aufwachsen? War nicht auch seine Zukunft hinter diesem Vorhang verschwunden? Es war so viel endgültiger als alles, was ich im Leben bisher kennengelernt hatte.

Während dieses Klinikaufenthaltes ging trotz hoher Dosen von Cortison die Sehnerventzündung zur Verwunderung der Ärzte kaum zurück. Aber das Medikament trieb mich frühmorgens, sobald die Schlaftablette nachließ, aus dem Bett, hinaus in den Park. Ich umrundete wohl tausendmal die Trauerweide. Mit beiden Augen sah ich die roten Rosen, den blauen Sommerhimmel, den Sternenhimmel bei Nacht. Mit dem rechten Auge allein sah ich nichts davon, nichts! Ich lief und lief, blieb nicht stehen, als wollte ich mir einprägen, wie es war, wenn man laufen, einfach ein Bein vor das andere setzen konnte.

War ich das wirklich, die allmorgendlich verzweifelt die halbe Dosis ihres stimmungsaufhellenden Medikaments schluckte und dann nahezu empfindungslos auf die Visite wartete? Diese weiße Welle, Ärzte und Schwestern eben, die da ganz kurz ins Krankenzimmer hereingespült wurde, mehr miteinander über mich als mit mir sprach? Helfen konnten sie sowieso nicht.

Nachmittags, kurz bevor Peter kam – wenn er mich besuchte –, warf ich die andere Hälfte der Dosis ein, um ihn nicht zu belasten durch Tränen der Angst und Hilflosigkeit, die sonst unweigerlich geflossen wären. So lange nichts meine Emotionen berührte, konnte ich mich zusammennehmen, nicht jedoch, wenn er, so völlig unberührt von meiner Verzweiflung, vor mir stand. Ständig hatte ich den Eindruck, ich müßte mich für meine schlechte Verfassung bei ihm entschuldigen.

Wie dringend hätte ich jemanden gebraucht, der mich in die Arme genommen, getröstet und mir Halt gegeben hätte. Das war von Peter nicht zu bekommen. Er war furchtbar weit von mir entfernt, und ich begriff, daß er bloß noch kam, um meine Erwartungen zu erfüllen – und vielleicht auch die, die er an sich selbst in einer Situation wie dieser stellte. Todesmutig, wirklich unter Aufbietung all meiner Kräfte, führte ich im Park der Klinik eine Aussprache herbei. Vorher hatte ich die ganze Dosis Lexotanil genommen, um ihn nicht mit Tränen unter Druck zu setzen. Wir hatten dann auch ein relativ ruhiges, abgeklärtes Gespräch, in dessen Verlauf wir auf der Ebene, die Peter emotional ertragen konnte, über unsere Beziehung sprachen. Doch auf ihr war mein Problem überhaupt nicht zu lösen, denn es lag auf einer völlig anderen.

Viel gebracht hat unsere Aussprache also nicht. Peter besuchte mich weiter, man verläßt eine Frau nicht, die in der Klinik liegt. Man holt sie sogar noch ab, bringt sie dann nach Hause. Und dann flüchtet man weit weg, mindestens bis nach Italien, bringt sich in Sicherheit.

Er holte mich nach vier Wochen ab, fuhr mich nach Hause und verschwand aus meinem Leben.

Wenn ich heute an diese Tage, Wochen zurückdenke, dann läßt sich mein Sturz ins Bodenlose überhaupt nicht in Worte fassen. Alle Gedanken, die mir kamen, begannen mit dem Wort »hätte«. Hätte ich ihm doch keinen Druck gemacht, hätte ich doch mehr Geduld mit ihm gehabt, hätte ich ihn doch nicht täglich aus dem Krankenhaus angerufen, um mich bei ihm auszuweinen, hätte ich mich doch nicht so gehenlassen in meiner Verzweiflung.

Und dieses *Hätte* ging weiter, die nächsten Monate, die nächsten Jahre. Diese »Ach hätte ich doch«-Ansätze folterten, quälten mich, ständig vermittelten sie mir das Gefühl, daß ich etwas ganz Entscheidendes falsch gemacht hatte. In meinen Augen hatte ich es selbst verbockt. Ich war mir unendlich böse für meine Sehnerventzündung, dafür daß Peter mich verlassen hatte, dafür daß ich keinen Ausweg fand aus dem Tal der Tränen, in dem ich wandelte. Ich ließ kein gutes Haar an mir. Ich war schuld an allem, hatte alles falsch gemacht, war es ein Wunder, daß ich jetzt allein in meiner Wohnung saß?

»Wann kommt der Peter?« fragte mein Sohn nach der sehr liebevollen Begrüßung, bei der ich natürlich sofort wieder einen dicken Kloß im Hals hatte.

»Siehst du mich jetzt schon ein bißchen besser?« Ich

nickte, sagte natürlich nichts davon, daß ich ihn mit dem kranken Auge nicht viel mehr als schemenhaft erkennen konnte.

Mein früherer Ehemann ging, und jetzt wurde die schmerzliche Frage wiederholt: »Kommt Peter bald?«

Es war so traurig, daß er inzwischen akzeptierte, daß sein Vater nicht bei uns war, und sich voller Zuneigung auf Peter eingestellt hatte, der nun auch nicht mehr kommen würde.

Ich weiß nicht mehr, was genau ich darauf in meiner Seelenpein geantwortet habe. Es war der Versuch, meine Hilflosigkeit vor ihm zu verbergen, was kläglich scheiterte. Ich faselte etwas von zu großem Unterschied in der Lebensführung, er noch Student, ich schon mit Verantwortung, alles unbeholfene Erklärungsversuche, dem Kind etwas verständlich zu machen, was ich selbst damals nicht einmal im Ansatz begriff. Der arme kleine Kerl war deshalb jahrelang der Meinung, daß es an ihm lag, daß Peter, den er ja sehr gerne gehabt hatte, plötzlich nicht mehr kam. Vielleicht wäre es wirklich besser gewesen, statt dieser Erklärungsversuche einfach nur in Tränen auszubrechen. Aber davor hatte ich viel zuviel Angst, niemals, das hatte ich mir während meiner Kindheit, meiner Jugend tausendmal geschworen, würde ich meine Kinder mit meinen Problemen belasten.

Von Multipler Sklerose war auch während dieses zweiten Krankenhausaufenthalts noch nicht offiziell die Rede gewesen. Man sprach bei der Visite von Retrobulbärneuritis, aber es mußte gar nicht ausgesprochen werden, ich wußte, was mit mir los war. Es gab jetzt kein Entrinnen mehr, die Sache war gelaufen. Sogar die nette Ärztin vermied es nach Kräften, mir über den Weg zu laufen. Womit hätte sie mich auch trösten können? Jetzt hatte ich MS, eine unheilbare, völlig unberechenbare chronische Erkrankung.

Meine Lebensfreude war ausgelöscht, ebenso meine Zuversicht, mein Wissen, daß das Leben es gut mit mir meinte, ein Spaß war, eine Herausforderung, der ich mich eben noch gewachsen gefühlt hatte. Plötzlich waren ganz andere Schwerpunkte in den Vordergrund getreten.

Und die Krankheit schritt fort. Es war, als stemmte ich mich gegen einen Strudel, der mir immer mehr die Luft zum Atmen nahm. Ein Symptom kam zum anderen, immer ohnmächtiger fühlte ich mich dieser Krankheit ausgeliefert, die offenbar zum Ziel hatte, mich völlig am Boden zu sehen.

Von einem Tag auf den anderen war meine Sprache ganz verwaschen, ich nuschelte wie betrunken und schämte mich unendlich, wenn ich ans Telefon gehen sollte. Meist nahm ich den Hörer gar nicht ab, wenn es läutete, was meine Freunde auf den Plan rief, die plötzlich vor meiner Tür standen, weil sie sich Sorgen gemacht hatten. Arztbesuche waren ein Horror. In Gespräche verwickelt zu werden, fürchtete ich ebenso wie das Allein-zu-Hause-sein, weil mir dann die Decke auf den Kopf fiel.

Plötzlich konnte ich nicht mehr geradeaus gehen,

hatte einen unglaublichen Linksdrall. Ich hörte hinter mir die Menschen tuscheln, sie schüttelten die Köpfe über mich: »So früh am Morgen ist die schon besoffen!«

Am anderen Tag war der Linksdrall wieder völlig verschwunden. Doch es gab trotzdem keine Zeit, um aufzuatmen, denn schon war eine weitere Verschlechterung der Sehleistung da, auch das andere, das gute Auge war betroffen, ich sah Schlieren jetzt auch auf dem linken Auge. Was würde sein, wenn ... Der Gedanke war zu entsetzlich, um ihn zu Ende zu denken!

Ich konnte die verschiedenen Arzttermine gar nicht so schnell vereinbaren, wie ich sie brauchte. Was machte ich denn so entsetzlich falsch, daß es nicht enden wollte mit diesem beängstigenden Trauerspiel?

Die Wochen und Monate gingen vorbei wie in einem Alptraum, aus dem ich nicht erwachen konnte. Es kam immer dicker, es war ausweglos: Cortison, Arzttermine, Gespräche mit der Lehrerin meines Sohnes. Alles war nur entsetzlich, es gab keinen einzigen Lichtblick mehr. Die Barbara, die einmal kraftvoll und munter durch das Leben gerannt war, war nur noch ein Häufchen Elend, das sich mühsam senkrecht hielt, sich mit unsäglichen Ängsten quälte und mit Durchhalteparolen über Wasser zu halten versuchte.

Ich erinnere mich an ein Weihnachtsfest, bei dem ich den Christbaum nur schmücken konnte, weil ich mich mit einer Hand an der Wand abstützte, so schwindlig war ich. Einige Christbaumkugeln gingen in diesem Jahr zu Bruch.

Viele Stürze in Bodenlose fallen mir ein, durchwachte Nächte voller Verzweiflung, Trauer und Hoffnungslosigkeit. Das angstvolle Testen der Augen in praktisch jeder Situation, die bange Frage: Konnte ich nicht gestern die Autonummern der Fahrzeuge vor mir viel besser lesen? Ist mein Arm an diesem Morgen bloß gefühllos, weil ich beim Schlafen darauf gelegen war? Wieso kann ich plötzlich Treppen nicht mehr ohne Geländer hinuntergehen usw. usw. Fragen über Fragen, und alle drehten sich um die Krankheit. Sie war zum Zentrum meines Lebens geworden, und Cortison, das Allheilmittel, wie ich geglaubt hatte, konnte auch nicht immer etwas ausrichten.

Als mein Hausarzt nach diesem endlos langen Schub das Wort Multiple Sklerose dann nach langem Überlegen wirklich aussprach, brach, obgleich ich es längst wußte, meine Welt in sich zusammen, war ich am Boden zerstört.

Entsetzlich verzweifelt fragte ich mich immer wieder: Warum ich? Warum ausgerechnet ich? Wieso habe ich diese Krankheit bekommen? (Auf einer ganz tiefen Schicht meines Bewußtseins ahnte ich schon damals, weshalb es mich getroffen hatte, ohne es allerdings artikulieren zu können, auch ohne es wirklich zu begreifen.)

Dieser erste echte MS-Schub zog sich nach der Sehnerventzündung über ein Jahr mit den unterschied-

54

lichsten Ausfällen hin. Er war so heftig, daß mein Hausarzt mich zu der damals neu aufkommenden (meiner ersten) Kernspintomographie schickte.

Mich traf fast der Schlag, als ich, nachdem ich die Röhre verlassen hatte (wobei ich das Gefühl von Stunden gehabt hatte), einige Bilder meines Gehirns an der Röntgenleiste klemmen sah. Heute ist die Erinnerung an diesen Anblick noch immer der reine Horror. Mein Gehirn war ein Abbild meiner damaligen Situation, in der ich es mir verzweifelt nach einem Ausweg zermartert habe. Faustgroße weiße Flecken, die Entzündungsherde im Gehirn sichtbar machten. Deshalb sprach ich so seltsam, war meine Zunge so schwer. Gehirn und Intelligenz waren für mich völlig identisch. Würde ich jetzt nicht nur körperlich, sondern auch geistig abbauen, mich verändern, nicht mehr ich sein, nicht mehr denken können? Was konnte ich nur dagegen tun? Verzweifelter war ich noch nie in meinem Leben!

»Kann so was denn auch ausheilen?« Ich flehte den Arzt mit dieser Frage an, mir irgend etwas Aufbauendes zu sagen, mich meinetwegen auch anzulügen, aber mich nicht mit diesen beängstigenden Bildern vor Augen, mit diesen entsetzlichen Ängsten nach Hause zu schicken, wo mein Sohn darauf wartete, daß ich endlich kam und ihm sagte: »So, jetzt geht es mir wirklich besser. Jetzt wird alles wieder gut.«

Der Arzt war nicht gnädig, er hätte es sein können. Hätte er gesagt, daß es möglich sei, auch solche Entzündungen auszuheilen, dann hätte er ein Pflänzchen der Hoffnung in mein Herz gesetzt, wem hätte er damit geschadet? Nein, er sagte: »Das kann ich Ihnen nicht sagen, das wird man sehen.«

Und er entließ mich in die Hilflosigkeit, in die Verzweiflung. Wie lange würde es noch dauern, bis ich völlig verblödet war? Bei diesen Bildern konnte es doch höchstens noch ein paar Tage gehen, vielleicht Wochen. Wieso ließen die mich nach Hause? Warum taten sie nichts?

Meine Freundin Irene, die mich mit dem Auto zu der Röntgenpraxis gefahren hatte, die außerdem sehr oft meinen zu dieser Zeit ziemlich verunsicherten und dadurch schwierigen Sohn übernahm, sah mir an, wie schlecht es mir ging, als sie mich wieder abholte. Ohne Irene wäre ich in dieser Zeit verloren gewesen, sie war mein Fels in der Brandung, nach dem ich griff, ohne Rücksicht zu nehmen auf ihre zu dieser Zeit ebenfalls nicht sonderlich stabile Gesundheit. Ich stand noch unter dem Schock dieser Bilder. Daß ich überhaupt noch denken, mich bewegen konnte mit einem dermaßen entzündeten Gehirn, war mir unbegreiflich!

»Es wird mir zuviel, das schaffe ich alles nicht mehr. Was mache ich denn, wenn ich nun auch noch wahnsinnig werde?« fragte ich sie fix und fertig und brach in Tränen aus. Verzweifelt war ich, hoffnungslos und konnte es kaum glauben.

Mein Körper, auf den ich immer ein wenig stolz gewesen war, gehorchte mir nicht mehr, mein sportlicher, schlanker und durchtrainierter Körper, der ohne jede Anstrengung schneller laufen, weiter springen, höher werfen konnte als alle anderen, der ohne Training bei der Schülermeisterschaft in München auf den dritten Platz geschwommen war, einfach so, er würde mich im Stich lassen? Oh, ich haßte dieses Gehirn, das sich verweigerte mit seinen Ausfällen, haßte dieses linke Bein, das sich meinem Willen immer mehr entzog.

Irene war ratlos. »Vielleicht solltest du doch noch mal stationär ins Krankenhaus gehen?« schlug sie vor. Doch wohin dann mit meinem Sohn. War ich nicht gerade erst aus der Klinik entlassen worden?

Wir fuhren los. Ab diesem Moment hatte ich noch eine halbe Stunde Zeit, um mich wieder zu fassen, aus mir wieder eine möglichst reibungslos funktionierende Mami zu machen. Wenn ich daheim die Haustür aufsperrte, dann mußte das alles für ein paar Stunden von mir abfallen, die Angst, die Panik durfte nicht mit mir in die Wohnung, ich konnte doch meinem Sohn nicht noch mehr Sorgen bereiten. Seine früher ordentlich geführten Schulhefte waren ein einziges Durcheinander geworden, seine Leistungen fielen ab, er war unkonzentriert, fahrig und schlief sehr schlecht.

Hier wiederholte sich etwas ganz Entsetzliches, was mich todtraurig machte: Ich wollte ihn nicht mit Krankheit belasten und konnte es ihm nun doch nicht ersparen.

Als ich ihm ankündigte, daß er vielleicht noch einmal für eine Woche zu seinem Vater mußte, kam ein klares »Nein. Da gehe ich nicht mehr hin«.

Ich wußte, daß gegen dieses Nein meines ansonsten

sehr kooperativen Sohnes kein Kraut gewachsen war. Also blieb ich daheim, nahm erneut Cortison, diesmal zu Hause, und verzichtete auf flankierende Untersuchungen.

»Warum kann ich denn nicht allein hier bleiben, wenn du schon fort mußt?« fragte er mich ein halbes Jahr später, da war er gerade erst elf. »Ich gehe nicht mehr zu Papi, wenn du in die Klinik gehst.« .

Wenn er mir erzählte, aus welchen Gründen er nicht wollte, dann konnte ich ihn gut verstehen. Aber war er nicht wirklich noch zu klein, um ganz allein eine Woche zu überstehen? Mir blieb keine andere Wahl. Ich fuhr damals immer in eine weiter entfernte Klinik, weil ich den Arzt dort gut kannte und er so nett war, das gesamte Untersuchungsprogramm für mich, eben wegen meines Sohnes, in knapp einer Woche durchzuspulen. Eine Erholung konnten diese Aufenthalte natürlich nicht sein.

Ich stellte mir in der Klinik den Wecker auf sieben, rief in München an, um ihn zu wecken, fragte telefonisch Vokabeln ab, immer mit dem schlechten Gewissen einer abwesenden Mutter und voller Wut auf meinen Ex-Mann, der es nicht einmal jetzt verstand, seinem verunsicherten Sohn in diesen schwierigen Wochen und Monaten ein bißchen Geborgenheit zu vermitteln, wenn ich schon ausfiel.

In mein inneres Chaos hinein, in dem ich oft nicht einmal wußte, wo unten oder oben, ob ich Männlein oder Weiblein war, trat dann meine allererste esoterische Lebensberaterin, gesund, munter und völlig

58

mit sich und der Welt im reinen, mit dem Vorschlag an mich heran, daß ich beginnen müsse, mich zu lieben.

Ebensogut hätte sie mir vorschlagen können, ein Deckenfresko in der Sixtinischen Kapelle zu malen, es wäre mir sicher leichter gefallen. Um mich zu lieben fehlte mir zu der Zeit wirklich jedes Instrumentarium, überhaupt nichts konnte ich mit diesem Rat anfangen. Warum sollte ich mich in einer solchen Situation denn lieben, wofür? Der Mensch, der mir am allerwichtigsten war auf dieser Welt, mein Sohn, litt entsetzlich unter meiner Krankheit, er wurde immer nervöser, seine Noten immer schlechter – und mir fiel nichts ein, diese Lage zu verbessern. Sollte ich die kostbare Zeit, die mir noch blieb (der Mann am Eingang der Klinik!), dadurch »verplempern«, daß ich mich bemühte, mich zu lieben? Wie konnte diese Frau denken, daß ich mich still in eine Ecke setzen würde und dort versuchen, mich zu lieben? Ich mußte etwas tun! Verändern! Keine Sekunde hatte ich zu verlieren, wenn ich nicht alles verlieren wollte!

Je länger ich so verzweifelt nach einer Erlösung von diesen mich ständig marternden Gedanken an Lähmung, Hilflosigkeit und vor allem Abhängigkeit suchte, desto hilfloser, verzweifelter und gelähmter wurde ich. Gedacht habe ich immer nur: Ich werde nicht mehr gehen können, nicht mehr sehen. Ich werde kein Geld mehr verdienen, darauf lief es hinaus, und dann? Es gab keinen Ausweg, alle hatten das gesagt, irgendwann würde es so weit sein, bald würde nichts mehr funktionieren. An jedem Morgen waren dies meine ersten Gedanken, an jedem Abend meine letzten. Und wenn ich nachts aufwachte, und das tat ich mehrmals, dann waren die folgenden Gedanken schon da: Warum ich? Was habe ich denn getan?

Verbissen suchte ich weiter, ich mußte irgend etwas, irgend jemanden auftun, der mir half. Ein Heilpraktiker, der so Vielversprechendes gesagt hatte, war viel zu teuer für mich, den konnte ich mir nicht leisten. Seit ich krank war, fielen meine diversen Nebenjobs weg, mit denen wir, wenn ich mich dranhielt, relativ gut hatten leben können. Gespartes hatte ich nicht, ich hatte keinen Mann, der mich versorgte, keine Eltern, die, wenn schon nicht finanziell helfen, mir wenigstens die Sorge um meinen Sohn hätten abnehmen können. Mir graute vor dem Tag, an dem ich würde tun müssen, was Freunde und Bekannte immer wieder vorsichtig anregten, wenn sie sagten: »Hat das Kind nicht auch einen Vater?«

Immer wieder fällt mir im Zusammenhang mit dieser Zeit der Stagnation und Selbstzerstörung eine häßliche Nacktschnecke ein: Ich sah sie damals am gegenüberliegenden Haus die Wand hinaufkriechen, langsam, aber stetig kam sie immer höher. Ich weiß nicht, weshalb sie das tat, denn unter ihr gab es jede Menge grüne Blätter, jede Menge Schatten für sie, sie aber kroch und kroch, bis sie nach Tagen das Flachdach erreicht hatte und aus meinem Blickfeld verschwand. Dort oben gab es kein Grün, nur Hitze,

Blech und überhaupt keinen Schatten für sie, bloß den sicheren Tod.

Ich kam mir vor wie dieses arme Tier, das sich so entsetzlich geplagt hatte auf diesem Weg und dabei (wie ich?) in der falschen Richtung unterwegs war.

Ich dachte damals, daß sie ein Symbol für mein Leben sein könnte, es war für mich ähnlich mühsam geworden, mit der Gewißheit zu leben, daß es nie wieder werden würde wie früher.

Loslassen war das Wort, das mir immer wieder einfiel im Zusammenhang mit dieser Schnecke. Irgendwie begriff ich, daß dies wahrscheinlich ganz genau mein Thema war, weil ich ja genug Abstand zu ihr hatte und sehen konnte, daß sie die verkehrte Richtung eingeschlagen hatte. Ihre Rettung wäre natürlich gewesen, einfach loszulassen, herunterzufallen und im weichen, feuchten Gras zu landen.

Doch was sollte das mir sagen? War diese Inszenierung an der gegenüberliegenden Hauswand überhaupt für mich bestimmt? Ich hatte keinen Abstand zu mir, um mich und die ganze verfahrene Situation aus der Ferne zu betrachten und Schlüsse daraus zu ziehen. Wo würde ich landen, wenn ich losließ? Auf dem Sozialamt!

Wie ein Hamster im Rad, wie die Schnecke an der gegenüberliegenden Hauswand fühlte ich mich. Loslassen und mich entspannen? Und wer sorgt dann für meinen Sohn, zahlt meine Miete? Was konnte ich loslassen? Die Hoffnung? Oder mein Ziel, wieder gesund zu werden? Bedeutete es, daß ich mich fügen und aufgeben mußte, bevor – wenn überhaupt – eine

Besserung eintreten konnte? Oder gab es gar keine Hoffnung für mich, hieß es, daß mich alles Bemühen nur dem völligen Ende viel schneller näher bringen würde? Je mehr ich mich bemühte zu begreifen, desto rätselhafter wurde alles.

Einige Jahre habe ich in dieser Totenstarre verbracht, Jahre, in denen ich kein einziges Stückchen vorangekommen bin, sondern mich nur im Kreis um mich selbst gedreht habe.

Wirklich hilfreich ist in dieser Zeit mein Hausarzt gewesen, weil er mir gleich zu Beginn der Erkrankung den Kontakt zu einer Therapeutin vermittelt hatte, die mir durch ihre liebevolle Art und ihr großes Verständnis sehr helfen konnte. Konsequenter in diese Richtung zu gehen, in der ich dann schließlich doch noch landete und auch »ankam«, wäre das Richtige gewesen, aber hinterher ist man ja immer klüger.

Therapieerfahrungen

Trotz aller Verunsicherung wußte ich immer eins: Ich wollte mich nicht unterkriegen lassen. Und so griff ich nach jedem Strohhalm, der sich mir bot. Vor geraumer Zeit hatte die Astrologie in meinen Bekanntenkreis einzusickern begonnen, die Zeitgeistwende vom Politischen zum Esoterischen war auf dem Vormarsch, und ich war wieder mittendrin. Bei einer richtigen Astrologin war meines Wissens noch niemand gewesen, ich konnte mich also nirgends informieren und wußte gar nicht, was mich erwartete. Ich hoffte allerdings, daß man mir in einem sehr renommierten esoterischen Institut etwas über meine Zukunft sagen konnte.

Edel ausgestattete Räumlichkeiten in exklusiver Lage in Schwabing, nach Räucherstäbchen duftend, weißgekleidete Männer (Ärzte? Mönche? Priester?) mit ungeheuer geheimnisvoller Ausstrahlung und ernstem Blick huschten über den teppichbelegten breiten Gang, verschwanden hinter den Türen der Therapiezimmer, aus denen, wenn eine geöffnet wurde, sanfte Meditationsmusik erklang.
Ich nahm Platz im Vorraum und war ziemlich nervös, alles wirkte sehr elitär, und ich überlegte auf

einmal, ob es nicht doch gescheiter gewesen wäre, einen der im Sendlinger Anzeiger inserierenden Feld-, Wald- und Wiesenastrologen aufzusuchen. Diese durchgestylten Räume mußten ja auch von irgend jemandem bezahlt werden, und ich spürte förmlich den Griff in meine Tasche. Egal, jetzt war es für einen Rückzieher sowieso zu spät.

Und ich war sehr angetan von der Vorstellung, daß unser Leben irgendeinen tieferen Sinn hat, denn völlig ohne Plan existierte ja nichts. Nichts auf dieser Welt, nichts im Universum. Weshalb dann der Mensch?

Und wenn es einen Plan auch für mich gab, dann wollte ich den erfüllen und dadurch gesund werden. Die Astrologin würde in meinen Sternen lesen können und mir dann erklären, welcher Weg für mich vorgesehen war, wo ich etwas falsch gemacht oder, besser gesagt, übersehen hatte.

Natürlich war ich nervös, tausend Dinge gingen mir durch den Kopf. Wenn sie jetzt etwas ganz Schlimmes sah? Ich wollte gar nicht daran denken, es würde schon gutgehen!

Einige Leute warteten schweigend mit mir, wurden nacheinander von einer jungen Sekretärin aufgerufen, verschwanden ebenfalls hinter Türen.

Wenn ich mich recht erinnere, kostete die Beratung damals schon so an die dreihundert Mark, was eine Menge Geld für mich war. Die Astrologin begrüßte mich, ließ sich im Sekretariat im Vorübergehen den Ausdruck geben, der aufgrund meiner Geburtsdaten errechnet worden war. Sie überflog ihn auf unserem

Weg in ihr Beratungszimmer, stutzte plötzlich und sah mich mit großen Augen an. War das nun ein gutes Zeichen oder nicht?

Nach einigen einleitenden Worten erkundigte sie sich, ob ich mich mit dem Thema Esoterik schon beschäftigt hätte. Ich nickte, und als sie mich nach dem Grund meines Kommens fragte, erzählte ich ihr von meiner Diagnose, von den Sorgen, die ich mir seither um meine Zukunft und die meines Sohnes machte und daß ich von ihr gerne wissen wolle, wie es mit mir weitergehen würde.

Natürlich kamen mir dabei wie immer die Tränen, was mir natürlich peinlich war, aber sie zauberte (natürlich) eine Kleenexpackung auf den Tisch, offenbar war sie daran gewohnt, sich in Tränen aufgelösten Menschen gegenüber zu sehen. Den Zahn, daß sie mir für die nächsten Jahre eine Prognose geben konnte, zog sie mir auf der Stelle. So etwas würde in diesem Institut nicht gemacht, denn das würde ja bedeuten, daß man mir die Verantwortung für mein Leben abnähme. Die dafür wesentlichen Entscheidungen müßte ich schon in Eigenverantwortung treffen. Na gut, wenn sie meinte! Ich nickte tapfer, nun war ich schon mal hier und wollte ja gar nicht, daß man mir meine Verantwortung abnahm (außer man hätte mich auf der Stelle gesund gemacht).

Ich hatte von Anfang an das sehr ungute Gefühl, daß irgend etwas seltsam an mir oder auch an meinem Horoskop war, und es trog mich nicht, wie sich bald herausstellte. Sie erklärte mir zunächst einige Details der Astrologie. Daß in ihr sowohl die Sternzeichen als auch deren bewegliche Boten, die Planeten, einem der vier Elemente Feuer, Luft, Wasser oder Erde zugeteilt seien. Davon hatte ich schon gehört, ich war geboren unter dem Zeichen Zwilling, also ein »Luftzeichen«. Was sie mir über Luftzeichen ganz allgemein und Zwilling speziell sagte, paßte ganz ausgezeichnet, ich war flexibel, kommunikativ und geistig sehr beweglich. So weit das Sternzeichen. Als nächstes der Aszendent, der das Anliegen versinnbildlicht, mit dem ich hier auf Erden angetreten war.

Sie sah mich fragend an, wußte ich ihn schon? Nein, den kannte ich nicht, und ich erfuhr, daß mein Aszendent ebenfalls Zwilling war. Sonnenstand also Zwilling. Aszendent auch. Mir erschien dies etwas reichlich, und der Art, wie sie mich ansah, entnahm ich, daß es ihr ähnlich ging. Aber es gab doch noch die anderen Planeten, die konnten ja nun noch in Wasser-, Erde- oder Feuerzeichen unterwegs sein, so ergaben sich dann eben Punkte auch in anderen Elementen.

Insgesamt wurden in dem System, das sie verwandte, nach einem bestimmten Schema zweiundsiebzig Punkte auf die Planeten verteilt, und je nachdem, in welchen Zeichen die Planeten im Augenblick meiner Geburt gestanden hatten, kam es so zu unterschiedlicher Punkteverteilung bezüglich der Elemente. Logisch.

Dabei erfuhr ich nun auch, weshalb ich die ganze Zeit über das Gefühl gehabt hatte, daß irgend etwas Ungewöhnliches bei mir oder meinen Planeten los sein könnte, denn sie hatte mich doch dauernd so seltsam begutachtet. Sie ließ das Bömbchen platzen. Von den zweiundsiebzig Punkten, die sich über die vier Elemente verteilen sollten, standen sage und schreibe achtundfünfzig in Luftzeichen. Sie betonte zweimal: »Das ist eine ganz enorm hohe Betonung!« Worauf ich – ganz klassisch ich – zurückfragte: »Und was kann ich jetzt gegen die viele Luft tun?«

Das war natürlich der völlig falsche Ansatz, denn da sich diese Konstellation ja auf meine Geburtsminute bezog, war sie natürlich fünfunddreißig Jahre später nicht veränderbar. Nicht einmal von mir, wo ich ihr zuliebe doch alles geändert hätte, weil sie mich noch immer so streng ansah.

Ich hatte während der folgenden Beratung dauernd das Gefühl, daß sie mein Geburtsbild für einen persönlichen Affront gegen sich hielt. In ihren Augen eröffnete es mir nun wirklich sämtliche Wege, sie hielt mich für jemanden, dem schlichtweg alles in den Schoß fallen mußte. Wenn ich es ein wenig drastisch formulieren darf, dann enthielt jeder ihrer Sätze die Anklage, wie ich mir erlauben könnte, mit diesem Horoskop hierher zu kommen und zu behaupten, ich hätte MS!

Ich konnte es (leider) nicht ändern, bekam sofort das Gefühl, furchtbar versagt zu haben. Heute nehme ich an, daß das Luftelement, von dem ich zuviel hatte, in ihrem persönlichen Horoskop ganz empfindlich gefehlt hat. Ich glaube, sie konnte überhaupt nicht nachempfinden, was ihre Vorwürfe bei mir auslösten und in Gang setzten.

Und trotzdem blieb ich brav sitzen. Hätte ich nämlich damals aufstehen, mir diese Vorwürfe sowie die Art und Weise, wie sie mich damit abwertete, verbieten können, dann wäre ich nicht auf dem Weg in diese chronische Krankheit gewesen. Natürlich hat sie auch einiges Positives über mich gesagt, im Vordergrund standen jedoch mein Versagen, meine Dummheit, mir mit diesem Horoskop MS einzufangen.

Trotzdem (oder deshalb?) begab ich mich nach dem Besuch bei ihr (und nach einigen, wegen der verpaßten Chancen und dem dadurch selbst verursachten Unglück, von Verzweiflung verdunkelten Tagen) mit Haut und Haaren in die Richtung, die sie mir gewiesen hat, und versuchte verzweifelt, diesen Fehler zu finden, den ich gemacht hatte, bevor er nun meine Gesundheit und, wie mir schien, unser ganzes weiteres Leben zerstören würde.

Wenn ich einiges jetzt noch nicht völlig begriff, so mußte ich dies nun begreifen lernen, mir erarbeiten, wie sie sagte, und mein Leben so verändern, daß ich wieder gesund werden konnte. Denn das sei durchaus möglich, wie sie meinte, wenn ich nur willig wäre, meine zwillingshafte Oberflächlichkeit endlich abzulegen. Und ob ich willig war! Alles hätte ich abgelegt, wenn Aussicht auf Besserung meiner Lage bestand.

Das ganze Gespräch wurde auf Tonband aufgenommen, ich bekam es mit nach Hause, damit ich es mir immer wieder anhören konnte (Gehirnwäsche?). Ich tat das wirklich, dabei hätte ich es gleich zerschnipseln sollen, anstatt mich damit zu quälen. Vor einiger Zeit tat ich es dann endlich voller Inbrunst. Nicht weil alles ganz falsch gewesen wäre, was sie gesagt hatte, sondern weil sie alles im falschen Kontext gesehen hatte.

Letztlich hat sie in fast allen Punkten recht behalten, doch die Art, wie sie mit mir umsprang, war hart an der Grenze zur Unverschämtheit. Das Fatalste an der ganzen Angelegenheit war, daß sie mir den Eindruck vermittelte, daß sie ihn gesehen hatte, den dunklen Schatten, meinen gravierenden Fehler, und ihre Worte fielen auf nach Erkenntnis dürstenden und daher fruchtbaren Boden. Ich selbst hatte nicht den Eindruck, daß meine Probleme in irgendeinem Zusammenhang mit Oberflächlichkeit stehen konnten, meine Schwierigkeit schien mir eher zu sein, daß ich eben nichts mehr mit Leichtigkeit angehen konnte, in allem ein Problem sah.

Völlig verunsichert, wie ich zu diesem Zeitpunkt in meinem gesamten Gefühlsleben war, war ich unfähig, die Vorwürfe, die sie mir machte und weitere, die ich unterschwellig heraushörte, einfach zurückzuweisen. Vielleicht lag das ja an der Oberflächlichkeit, von der sie gesprochen hatte? Konnte ich, die hier war, um Rat zu suchen, denn zu diesem Zeitpunkt überhaupt schon wissen, was da tief in mir an Schutt verborgen lag? Konnte man denn überhaupt noch tiefer in sich gehen, als ich es schon tat?

Zwei Dinge sind mir – mehr als es gut für mich war – von diesem Gespräch bis heute im Sinn geblieben: daß ich erstens egozentrisch sei, mir dies aber offenbar nicht eingestand; andererseits daß ich nicht durchsetzungsfähig genug sei, was ich ihrer Meinung nach schleunigst ändern mußte. Ab da konnte ich doch tun, was ich wollte, immer verstieß ich gegen einen dieser beiden Punkte. Wie konnte ich denn so schrecklich egozentrisch sein, wenn ich andererseits nicht durchsetzungsfähig war? Erst heute fällt mir wirklich auf, daß eine Aussage die andere praktisch ausschloß. Mein ganzes Leben hatte ich offenbar in Unaufrichtigkeit verbracht, war sogar davon krank geworden, nun mußte ich einen Neuanfang machen! Was lag also näher, als sich sofort im selben Institut zu einer Reinkarnationstherapie anzumelden? Es gab allerdings Wartezeiten, die Astrologin riet mir natürlich expressis verbis zu nichts, denn auch dies ist ein hehres esoterisches Prinzip, daß es meine alleinige Entscheidung sein mußte, diese Therapie zu machen. War nun die Lösung meiner mißlichen Lage in greifbare Nähe gerückt, mußte ich nur die Gelegenheit beim Schopfe packen?

Eine solche Therapie sei selbstverständlich nicht billig und ganz bestimmt kein Spaß, sondern eine sehr, sehr ernsthafte Angelegenheit. Es würde mit ganz unterschiedlichen Techniken aus verschiedenen Richtungen gearbeitet, es gäbe dabei aber kein Mitspracherecht, ich müßte mich wirklich völlig auf den Therapeuten verlassen, um zum Erfolg zu kommen. Aber dann wäre es sicher sehr hilfreich, gerade für mich (?).

Hätte sie meinem Horoskop nicht entnehmen müssen, daß es ja exakt mein Problem war, daß ich immer und überall auf alles und jeden einzustellen nahezu gezwungen war, ohne zu überlegen?

Auf einem Mitspracherecht zu beharren wäre mir damals doch sowieso nie eingefallen. Dies wäre ein großer Schritt weg von MS gewesen, aber schließlich war ich ja gerade erst dabei, diese Krankheit zu bekommen!

Ich hatte mir einen gehörigen Packen Schuldgefühle aufladen lassen, damals wußte ich noch nicht, daß dies bereits ein ganz klassisches Problem bei MS ist. Und es fiel mir nicht auf, daß da schon wieder jemand genau die Stelle getroffen hatte, an der mich andere schon immer manipulieren konnten. Mein ganzes Leben lang hatte ich doch versucht, es richtig zu machen, die Bessere zu sein, zu funktionieren.

Egal, eine Richtung war mir nun vorgegeben, ich mußte mich selbst *nur* viel besser erkennen! Nur? Und wie? Meine große Angst vor späterer Abhängigkeit, vor Unbeweglichkeit (... der Mann am Eingang!), riet mir dringend zu: Du mußt es wenigstens versuchen!

Meine Gefühle waren mehr als gespalten. Ich fühlte mich so ohnmächtig, so hilflos und so schlecht behandelt von der Welt. Ich ließ in der Folge kein gutes Haar an mir und vernichtete mich in jeder Hinsicht, hatte mich Peter nicht auch deshalb verlassen, weil etwas an mir war, in meinem Wesen, das er nicht aushalten konnte? Und sagte diese Astrologin nicht im Grunde dasselbe? Wenn sie in meinem Horoskop sehen konnte, weshalb ich krank geworden bin, dann mußte es doch zu ändern sein!

Also versuchte ich, mich zu ändern, legte mir selbst gegenüber noch strengere Maßstäbe und eine unglaubliche Härte an den Tag. Der Fluß meines Lebens war noch grundlegender gestört seitdem, nichts war mehr leicht und spielerisch, alles wurde inhaltsschwer und belastend.

Wenn ich mich doch einmal, praktisch versehentlich, ohne Last fühlte und froh war, so wie ich es von früher kannte, dann fiel allein durch die Leichtigkeit, die ich verspürte, ein dunkler Schatten der Schuld auf meine Seele. Wie konnte ich mich meines Lebens freuen, wenn ich seine Aufgaben und seine Lektionen so wenig begriffen hatte? War ich nicht schon wieder oberflächlich?

Beschäftigte ich mich jedoch gründlich und eingehend mit einer Angelegenheit und kam zu dem Schluß, daß ich die Meinung das anderen teilte, schon schwebte der andere Vorwurf im Raum: nicht durchsetzungsfähig genug zu sein und einer Auseinandersetzung auszuweichen!

Keiner sah, wie zerstörerisch ich mit mir umging, niemand nahm Notiz von meinen verzweifelten Bemühungen (und gleichzeitig der Angst davor), ab jetzt alles »richtig« zu machen, mich bis in meine tiefsten Abgründe zu erforschen. Die esoterische Forderung: Erkenne dich selbst, immer bedrohlich über mir. Oft fühlte ich mich wie Sisyphus dazu verurteilt, schwere Steine auf einen Berg zu wälzen, die sich, kaum hatte ich sie oben, auch schon wieder lösten und polternd auf mich zukamen. Alles war plötzlich meine Schuld!

Quälende Fragen verfolgten mich: Tue ich das, was ich für andere tue, wirklich so gerne, wie ich das bisher annahm, oder mache ich es bloß, um mir die Menschen in meiner Umgebung gewogen zu machen? Wie konnte ich diese Charakterfehler denn beseitigen? Wann würde ich den grauenhaften inneren Abgrund endlich entdecken?

Nach außen durfte ich mir doch nicht anmerken lassen, wie schrecklich ich all meine Freunde hintergangen hatte, und war deshalb weiterhin, so gut es eben ging, mit dieser Last auf der Seele, die liebevolle Mutter, die hilfsbereite Bekannte und Kollegin, die vergnügte Freundin. Und immer wieder kam mir der Verdacht, daß ich damit die anderen täuschte, vielleicht war ich all dies ja gar nicht?

Reinkarnationstherapie war das Allerneueste auf dem esoterischen Sektor, damals war es mir, als hätte ich einen Rettungsring in stürmischer See ergattert, allerdings hatte sich schon beim Ergreifen herausgestellt, daß er mit Stacheldraht umwickelt war! Besonders verlockend schien es mir nicht, mich vier Wochen lang täglich zwei Stunden »völlig auf meinen Therapeuten einzustellen«. Was ich damals nicht wußte: Es sollte wesentlich länger werden.

Eine Woche nach dem Termin bei der Astrologin ging ich wieder in das Institut und ließ mich für die Therapie auf die Warteliste setzen, bereit, zu jedem Zeitpunkt einzuspringen, wenn jemand seine Therapie nicht antrat. (Was offenbar vorkam, wie konnte denn jemand eine solche Chance fahrenlassen?)

Es ging schneller, als ich erwartet hatte: Einige Wochen später war es schon so weit.

Ich habe meinen Therapeuten gesehen, und sofort begann mein Verdrängungsmechanismus zu rattern, denn er erinnerte mich total an Frank, meinen ersten Freund, der mich als Teenager total unter Kontrolle gehabt und permanent bevormundet hatte. Doch das konnte ich diesem Therapeuten – natürlich – nicht sagen.

Mein einziger Vorteil war (allerdings nur aus heutiger Sicht), daß mich während dieser Therapie mein dritter Schub einholte, was mich jedoch nicht davon abhielt, gleich noch eine weitere Therapie draufzusetzen. Motto: »Wenn die eine nichts hilft, dann könnte ja eine andere wenigstens ein bißchen etwas bringen!«

Die Tatsache, daß ich zum zweitenmal während einer laufenden Therapie erkrankte, zeigte mir damals noch nichts. Heute sehe ich daran, wie tief ich meine Gefühle schon damals in den Keller gepackt hatte.

Mein Schub gab dem Therapeuten zu denken. Er bot mir nach Rücksprache an, zu einem Kollegen zu wechseln, und ich bekam eine zweite Chance, sozusagen auf Kosten des Hauses, die mir ein kleines Stück zurückhalf ins normale Leben.

Heute würde ich eine jede Therapie mit abwartendem Interesse beginnen. Damals aber hatte ich ein Ziel, das ich unbedingt erreichen wollte, allerdings mit der falschen Methode. Was ich damals unter den Augen des Therapeuten mit meinen Gefühlen gemacht habe, ist schlimm gewesen. Ich habe mich ihrer geschämt, sie für dumm gehalten, sie unterdrückt, und weder er noch ich haben es bemerkt. Doch es ist müßig, sich heute zu überlegen, was anders hätte laufen können. Es fiele mir einiges ein, aber es war nun eben so.

Noch heute passen damalige Therapieerlebnisse sich ein in die Erkenntnisse über mich, die ich zwischenzeitlich faßte. Doch damals ging noch kein Weg dahin.

Jeder Therapeut, egal nach welchem Grundsatz er arbeitet, der mit MS-Patienten zu tun hat, sollte wissen, daß er sehr sorgsam und in ganz kleinen Schritten mit ihnen vorangehen muß und nicht gleich erwarten darf, ihre wahren Gefühle zu erfahren. Weil wir die selbst nicht kennen, deswegen sind wir doch krank!

Wenn, wie in meinem Fall, bereits in der ersten Stunde die ganze Geschichte in völliger Schieflage startet, dann wird der Patient über Stunden hinweg sein Bestes geben, dieses alles zuzudecken.

Meine Gefühle für diesen Therapeuten waren in etwa: Zuneigung, Ablehnung, Ärger, Distanz, Dankbarkeit, Sympathie, Zorn, Enttäuschung. Also viele Gefühle, die völlig konträr zueinander waren, auch Wünsche waren dabei, die ich mir überhaupt nicht erklären konnte, die mir entsetzlich peinlich waren. Das konnte ich ihm nun doch wirklich nicht sagen!

Jahre im festen Griff
der Krankheit

An meiner Arbeitsstelle konnte ich nicht mehr als konstanter Faktor gesehen werden, sondern mehr als sporadisch Anwesende. Den überwiegenden Teil meines Gehaltes bezahlte inzwischen die Krankenkasse, so sehr waren meine Fehlzeiten angestiegen. Als die Firma in die roten Zahlen geriet, nutzte ich den Kontakt zu einem anderen Unternehmen. Ich bewarb mich dort um eine Stelle, kündigte in der alten Firma.

Seit einigen Jahren hatte ich einen Behindertenausweis, der mir überhaupt keine Vorteile einbrachte, nur den Nachteil, daß man verpflichtet ist, ihn bei einer Bewerbung anzugeben. Die entsprechende Frage auf dem Bewerbungsbogen habe ich »übersehen«, als der Firmeninhaber einen Monat später nachfragte, habe ich natürlich einen Scherz gemacht und den Kopf geschüttelt.

Die Arbeit – ich wollte doch mein Geld wert sein – hat mich unglaublich angestrengt, denn es gab schrecklich viel zu tun. Meine Augen waren nicht besonders gut, die Texte verschwammen mir, ich mußte sehr konzentriert lesen, Korrekturen überprüfen, nichts übersehen. Gleich nach einem Monat bekam ich eine Sehnerventzündung, die ich zunächst verheimlichte, obgleich sie sich trotz Cortison nicht besserte. Ich nahm es während der Arbeit, also ohne zu Hause zu bleiben, aber es half nicht: Das Sehen wurde einfach nicht besser, auch die Farben wurden immer blasser. Am Ende sah ich so schlecht, daß ich nicht einmal mehr die knallgelben Markierungen der Textstellen sehen konnte, die vom Auftraggeber gekennzeichnet worden waren und die ich zu ändern hatte.

Ich habe den ganzen Packen mit nach Hause genommen, mein Sohn mußte mir jede Seite mit gelber Markierung heraussuchen, ich habe die Texte dann abends daheim redigiert.

Beim Einkleben der von einer anderen Firma erstellten technischen Zeichnungen habe ich nicht erkannt, daß manche auf der Oberseite mit Kleber verschmiert waren und wurde ermahnt, sorgfältiger zu arbeiten. Ab da versuchte ich immer, diese Klebearbeit einer Kollegin zuzuschieben, was mich nicht beliebter bei ihr machte. Es war der reinste Horror für mich, als unzuverlässig, unkollegial und schlampig abgestempelt zu werden, wo mein gutes Verhältnis zu Kollegen und Vorgesetzten aufgrund meines Arbeitstempos und meiner Flexibilität immer ein echtes Plus gewesen war.

Ich gelobte zerknirscht Besserung, was mir jedoch nicht gelang, denn ich konnte inzwischen wirklich vieles nicht mehr erkennen. Die Kollegen begannen bald, sich wegen meiner mangelnden Sorgfalt zu beschweren, und ich gestand schließlich dem Inhaber der Firma meine Krankheit. Er reagierte nicht einmal erbost, sondern nahezu verständnisvoll. Aber natürlich war ich die Stelle los.

Ich bewarb mich bei einigen Firmen telefonisch. Doch selbst wenn man bei dem Wort Behindertenausweis nicht hörbar zusammenzuckte, sobald das Wort MS gefallen war, dauerte es nicht lange, bis man mir leider sagen mußte, daß ...

Fazit: Mit dieser Krankheit braucht man sich überhaupt nicht mehr irgendwo zu bewerben. Keiner (außer z. B. Ämter oder soziale Einrichtungen) stellt Bewerber mit einem Behindertenausweis (und dann auch noch mit MS) ein; ihn wird der Arbeitgeber nur dann wieder los, wenn der wirklich silberne Löffel stiehlt.

Jetzt rückte sie zunehmend näher, die gefürchtete Rentenfrage. Nachdem ich mit meinen Bewerbungsversuchen immer bereits im Vorfeld scheiterte, habe ich entnervt aufgegeben und bin viel zu früh in Rente gegangen. Ich, die ich von Kontakten lebte wie keine andere, saß nun daheim und drehte Däumchen.

Reumütig war ich im Anschluß an die zweite Therapie aus der Welt der Esoterik, in der ich auch nicht gefunden hatte, was ich so verzweifelt suchte, wieder zu der Therapeutin gegangen, die mir mein Hausarzt schon vor längerer Zeit empfohlen hatte. Sie versuchte über Jahre hinweg mich davon abzuhalten, mich weiter zu zerfleischen. Sie half mir über sehr schwierige Jahre hinweg. Ich lernte mit meiner Krankheit zurechtzukommen, kam in ruhigeres Wasser.

Es war nicht mehr so schlimm, MS zu haben, andere hatten Krebs und mußten binnen kurzer Zeit daran sterben. Ich nicht, ich sah meinen Sohn vom kleinen Jungen zu einem gutaussehenden jungen Mann werden, auf den ich stolz sein konnte. Mein Stoßgebet war damals offenbar irgendwo angekommen, und ich war dankbar dafür.

Mein Leben dümpelte dahin, ich hatte resigniert die Waffen gestreckt, und es wurde alles ein wenig leichter dadurch. Die Krankheit schuf immer neue Realitäten. Es waren Veränderungen, die ich jetzt ohne große Anstrengungen hinnahm, ich hatte aufgehört zu kämpfen, aber auch zu hoffen. Vielleicht auch aufgrund der Tatsache, daß ich mich so weit aus dem aktiven Leben zurückgezogen hatte. Es ging stetig abwärts, gesundheitlich und auch finanziell, ohne daß ich mich noch ernsthaft wehrte. Was hätte ich auch noch groß machen können, hatte ich nicht anfangs vergebens alle Register gezogen?

Gemessen an anderen ging es mir immer noch leidlich, ich saß nicht im Rollstuhl, obwohl er irgendwann doch in meinem Keller ankam, ich fuhr noch immer Auto ... Trotzdem begann mein Leben mehr und mehr zu zerbröseln, zusammenzuschrumpfen auf die Themen: Das kann ich noch, das nicht.

Was bei allen MS-Patienten in den folgenden Jahren beginnt, kann man mit Fug und Recht als Teufelskreis bezeichnen. Es wird im Verlauf der Krankheit immer schwerer, sich zu akzeptieren, mit sich selbst zufrieden und im reinen zu sein.

Wer findet sich körperlich noch anziehend, wenn das

Gangwerk alles andere als ansehnlich ist, die Bewegungen immer plumper, eckiger werden. Lange vor dem Spiegel stehen und die Haare fönen ist für viele bald vorbei, weil die Arme nicht mehr kräftig genug sind, unweigerlich kommt also der praktische Kurzhaarschnitt.

Vieles, was bisher ganz einfach war, mehr noch, von dem man sich gar nicht vorstellen konnte, daß das jemals problematisch werden würde, wird zur Mühe, wird so anstrengend, daß die Vorbereitungen für irgendeinen kleinen Ausflug so aufwendig sind, daß man dann am liebsten einfach zu Hause bleiben würde, wenn man fertig ist.

Die ehemals flotte Kleidung – Menschen mit MS sind wohl nie völlig unabhängig davon, wie sie aussehen und auf andere wirken – weicht dem praktischen Outfit, elegante oder auch nur hübsche Mode wird abgeschrieben, Sportliches auch (bis auf die leidigen Turnschuhe, in denen man am besten gehen kann). Und passen die etwa zum edlen Kleid fürs Theater? Nein, auch da wird man wegen der Klamotten zum Außenseiter, wenn man überhaupt noch hingeht. Natürlich sagt einem auch die beste Freundin, daß das Aussehen doch völlig unwichtig sei, daß sie ohne Probleme mit Hosen ins Theater gehen würde usw. usw.

Es wird immer schwerer, zu den anderen zu gehören, aber auch sich von ihnen abzugrenzen ist oft nicht mehr möglich, weil man ja häufig ihre tätige Hilfe braucht. Wer kann seinem Ehemann oder auch den Freunden sagen, daß man sich unterdrückt vorkommt oder sich nicht ernst genommen, sich sehr oft so unendlich wertlos fühlt, wenn man sie im nächsten Augenblick wieder um etwas bitten muß?

Südfrankreich. Weil wir eine größere Besichtigung im Schloßpark von Monaco geplant hatten, holten wir den Rollstuhl aus dem Kofferraum. Auf der Fahrt hierher hatten wir uns lebhaft unterhalten, für mich war dieses beendet, als ich mich hineinsetzte. Dann saß ich in diesem Gefährt, das so gerne verniedlichend *Rolli* genannt wird, fühlte mich völlig abgemeldet, wurde hin und her geschoben, man hielt an, wenn etwas Interessantes zu sehen war, richtete jedoch nur hin und wieder auch das Wort an mich.
So müssen sich Kinder fühlen, wenn die Großen sich über ihre Köpfe hinweg unterhalten. Nun konnte ich ja noch aufstehen, und dennoch war diese Erfahrung so schmerzlich für mich, daß ich wieder einmal tief durchatmen mußte und mir sagen: Nein, da will ich nie hinein, ich nicht!
Als Rollstuhlfahrer nähert man sich immer mehr der Kindheit: Die eigene Welt zerbröselt zunehmend, wohingegen die von Ehepartnern, Freunden und Bekannten immer besser Gestalt annimmt, anstrengender und anspruchsvoller wird. Die Freunde kommen beruflich weiter, werden immer erfolgreicher, auch wenn sie immer gestreßter werden und offiziell darunter leiden. Der Kranke bleibt zurück, kann überhaupt nicht mehr mitreden, er beschäftigt sich ja innerlich mit Themen des Abbaus, während sich

seine Altersgenossen Themen der Erweiterung, der wachsenden Kompetenz zuwenden.

Während meine Freundin sich z. B. eine kleine Eigentumswohnung kauft, die sie jetzt vermietet, um ihr Alter zu sichern, bin ich mit dem Gedanken beschäftigt, ob ich jetzt in ein kleines Appartement ziehen sollte, um mein Alter zu »sichern«.

Wie gerne würde man mit den erfolgreichen und im Streß lebenden Freunden tauschen, wie neidisch war ich manchmal auf ihren Erfolg!

Als MS-Betroffene (auch so ein schrecklicher Ausdruck, der sich immer mehr einbürgert) kann man den anderen irgendwann überhaupt nicht mehr beantworten, wie es einem geht. Anfangs würde man sich am allerliebsten in Tränen oder auch ganz einfach in Nichts auflösen, doch wird nach einiger Zeit des Abwartens die ganz typische MS-Fassade vor allem zur Entlastung und zum Schutz der Angehörigen errichtet. Die kommen zu Besuch, sind selbst sehr verunsichert und wollen möglichst bald das hören, das sie sonst bei Besuchen im Krankenhaus ja früher oder später zu hören bekommen: »Ja, es wird schon besser.« Oder: »Der Arzt sagt, es wird noch zwei Wochen dauern.«

Weil man denen die täglichen Horrormeldungen ersparen möchte, daß sich noch überhaupt nichts gebessert hat, sagt man auch bald wieder, es ginge gut. Kindern gegenüber ist das sicher verständlich, und natürlich habe ich versucht, meinen Sohn zu schonen, so gut es ging. Eine Sehstörung allerdings habe ich ihm nie verheimlichen können. Er hat sich überhaupt nur selten hinters Licht führen lassen, er wußte immer ganz genau, wenn ich die Unwahrheit sagte, abwiegelte und verharmloste.

Gerade Sehstörungen beeinträchtigten mein Befinden gravierend, es fiel mir unglaublich schwer, damit so zu tun, als wäre alles in Ordnung. Wenn ich nicht richtig gehen kann, dann ist wenigstens im Sitzen alles in Ordnung, wenn das Sehen gestört ist, dann ist alles beeinträchtigt.

Für Menschen, die nicht wissen, wie hinderlich schon eine ganz leichte Sehstörung ist: Tauchen Sie Ihren Finger ein wenig in Butter, und tupfen Sie damit mitten auf das Glas einer Brille. Der dünne Fettfilm wird die Konturen der Gegenstände, die sie ansehen, verziehen, unscharf machen. Sie werden feststellen, daß Sie trotzdem noch so viel sehen, daß Sie sich ohne weiteres im Raum orientieren können, ob Sie so allerdings auch draußen, zu Fuß oder mit Fahrrad/Auto unterwegs sein möchten? Wenn Sie das jetzt noch tun würden, dann sollten sie ein bißchen mehr Butter nehmen, irgendwann ist es vorbei, obgleich man ja nicht blind ist. Es ist entsetzlich, ein Problem mit dem Sehen zu haben, das keine Brille ausgleicht. Bei Ihnen ist es verschwunden, sobald Sie die Brille absetzen, bei MS-Patienten nicht.

Wenn ich während einer Sehstörung nur noch die Hälfte der Farben sah, selbst im Frühling alles wie durch Nebel wahrnahm und mir doch klar war, wie wunderbar bunt nun alles sein mußte, fühlte ich den entsetzlichen Verlust dieser Frühlingsfarben fast mit körperlichen Schmerzen. Und er tat – im wahrsten

Sinn des Wortes – bei jedem Augenblick, immer wieder weh, denn die Augen sind mit Sicherheit das Sinnesorgan, das die meisten und vor allem die lebhaftesten Eindrücke liefert. Trotzdem antwortete ich irgendwann wieder, daß ich mich gut fühle (was gelogen war), und die Erleichterung des Fragenden zeigte mir, wie sehr der eigene Zustand den anderen doch belastete. Die ehrliche Auskunft darüber, wie es mir wirklich ging, mußte ich dem anderen ersparen, wenn ich nicht die Kontakte zur Umwelt verlieren wollte.

Diese Fassade, diese Maske zur Schonung anderer, wird auf Dauer zur zweiten Haut eines Erkrankten, und irgendwann erkennt er, daß alle froh sind, wenn sie nicht mehr mit ihm über seine Krankheit sprechen müssen. Es ist ein gefährlicher Drahtseilakt, irgendwann setzt die Verdrängung der Krankheit ein. Die mit ihr zusammenhängenden Gefühle der Trauer, der Ohnmacht, der Hilflosigkeit werden in den Hintergrund gedrängt.

Oft kommen große finanzielle Probleme dazu, wenn man früh, also jung, verrentet wird. Viele müssen davon eventuell auch noch Kinder versorgen, was ein Leben an der Sozialhilfegrenze zur Folge hat, zumal dann, wenn man alleinstehend ist.

In der Zeit, als es mir sowohl gesundheitlich als auch finanziell schlechtging, weil kein Unterhalt kam, die Rente nicht reichte, bin ich einige Monate von Sozialhilfe abhängig gewesen, ich formuliere dies bewußt so, wie ich mich damals fühlte: abhängig. Krank und abhängig, völlig ohne Hoffnung, jemals wieder aus eigener Kraft leben zu können. Diese Zeit werde ich nie vergessen. Mein Sachbearbeiter tat so, als müsse er das bißchen Geld, das mir zustand, aus eigener Tasche bezahlen. Er vermittelte mir ständig das Gefühl, daß ich unendlich dankbar zu sein hätte für die Unsummen, die das Sozialamt an Rentner wie mich zahlte (es waren ein paar hundert Mark, die andere wahrscheinlich ganz locker verdienen, wenn sie in der Steuererklärung einen Posten unter den Tisch fallen lassen).

Doch auch diese Zeit ging vorüber, und in einer der Phasen, in denen es mir etwas besser ging, fand ich dann einen »geringfügigen« Job, den ich einige Jahre erledigte. Ich lernte dabei, daß ich auch mit halber Kraft noch einiges zustandebringen kann.

Eine gewisse Routine trat ein im Umgang mit meiner Krankheit. Mein Leben verlief ohne Höhen und Tiefen. Krankenhausaufenthalte konnte ich mittlerweile so legen, wie es mir paßte, denn ich hatte mich eingerichtet und wußte, daß eine Verschlechterung nicht auf der Stelle behandelt werden mußte, weil man ja sowieso nicht viel machen und sie auch von selbst wieder verschwinden konnte.

Während ich also anfangs um Tage, fast um Stunden gekämpft hatte, in der irrigen Meinung, man könnte Zeit versäumen, ließ ich nun auch mal Wochen ins Land gehen, ohne aktiv zu werden. Nur bei meinen Augen blieb ich panisch, ich war blitzschnell beim Arzt oder im Krankenhaus, wenn sich eine Sehstörung ankündigte.

Es war nicht sehr viel, was ich im Laufe der folgenden Jahre peu à peu begriff. Daß ich aufhören sollte, gegen mich selbst zu kämpfen, wenn ich überhaupt irgend etwas Positives für mich erreichen wollte, war darunter. Ich hatte aber keine Ahnung, wie ich das bewerkstelligen konnte. Es zu wissen und es zu können waren wirklich zwei Paar Stiefel für mich! Außerdem fiel mir der Terror im Kopf überhaupt nicht mehr auf, der sich dort oben ohne meine Kontrolle nahezu selbständig vollzog.

Trotzdem: Immer wieder fügte sich ein Mosaiksteinchen zum anderen. Mein Sohn begann »flügge« zu werden, ein Prozeß, der mir – natürlich – einiges an Gefühlsakrobatik abverlangte.

Die Gefühle für meinen Sohn sind positiver Natur, also nicht bedrohlich. Ich liebe ihn, und es war mir klar, daß ich ihn gehenlassen mußte und trotzdem sehr vermissen würde. Mir stand in absehbarer Zeit die Trennung von ihm bevor, wie würde ich reagieren, wieder mit Krankheit? Manchmal hatte ich über Trennung, über »Loslassen« nachgedacht, es war ein Thema, dem ich mich ebenfalls nur sehr zögernd nähern konnte. Im Autoradio rutschte ich gerade im richtigen Augenblick per Zufall (?) in eine Sendung zu diesem schwierigen Thema. Es war die Rede von »chaotischen Gefühlen« im Zusammenhang mit Trauer- und Trennungsprozessen, und plötzlich war mir klar, daß ich ein immer wiederkehrendes, bohrendes und schmerzendes Gefühl deshalb für mich nicht definieren hatte können, weil es eben nicht bloß eines war!

In meinem Kopf machte es klick, ich hatte etwas

ganz Wichtiges nicht bloß gehört, sondern erkannt: Dieses Gefühl, das ich über viele Jahre unter dem Sammelbegriff Liebeskummer abgelegt hatte, war bei all meinen Schüben beteiligt gewesen. Es war nicht nur eines, sondern es bestand aus einem ganzen Packen ausgesprochen gegensätzlicher und auch sehr handfester Empfindungen.

Bilder in meinem Kopf fügten sich plötzlich zusammen, die vorher nicht zusammengepaßt hatten. Chaotische Gefühle, das Wort beschrieb genau, was in allen meinen Krisen in mir getobt hatte: ein wirrer Mischmasch von Empfindungen. Sie kamen einfach daher, gaben sich aus als Liebeskummer, dabei waren sie das überhaupt nicht!

Wenn ich nach dem Wegzug meines Sohnes mit meinen verbliebenen Kräften ein neues, quasi ein drittes Leben beginnen wollte, mußte ich – das hatte ich auch kapiert – die Phase endlich beenden, in der ich mich als Opfer fühlte. Deshalb wollte ich mich noch einmal den brisanten Themen meines Leben zuwenden. Es spielte aber auch ein neuer Ansatz eine Rolle, den ich Jahre früher mit Empörung zurückgewiesen hatte, der mir aber im Laufe der Zeit immer mehr einleuchtete, weil er einfach logisch war: Wenn ich annahm, daß meine Krankheit psychosomatisch bedingt war, dann war es eben *meine* psychische Verfassung, die sie ausgelöst hatte, und nicht die böse Tat eines anderen Menschen (Opferrolle ade!). Dann konnte ich weder Vater noch Mutter noch Bruder, Ehemann oder Freund dafür verantwortlich machen, was ich ganz unbewußt wohl lange Zeit in unterschiedlicher Abstufung immer mal wieder gemacht hatte. Ich mußte bereit sein, selbst die volle Verantwortung für meine Krankheit zu übernehmen, wenn ich etwas ändern wollte.

Dieser Gedanke war nur sehr schwer zu ertragen, denn er trug diesen entsetzlichen »Selbst-schuld«-Aspekt in sich. Egal, ich wollte endlich herausfinden, welches seelische Schema mich immer wieder in diese Krisen trieb, denn mir war klargeworden, daß es nicht nur auf die großen Katastrophen ankam, nein, auch die alltäglichen Dinge waren nach diesem Muster gestrickt. Das sah ich inzwischen recht deutlich, aber es veränderte sich nichts durch dieses Wissen.

Das Ziel, gesund zu werden, hatte ich nahezu aus den Augen verloren, es eingetauscht gegen das Streben, das Leben irgendwie zu managen. Es fehlte mir für die Zukunft jede Perspektive, ich hatte den gleichen Fehler gemacht wie meine Mutter! Weder konnte ich mich jetzt in einen Beruf stürzen, denn ich war ja inzwischen in Rente, noch meine ganze Energie einer Beziehung zuführen, denn ich lebte allein. So viel brachliegende Energie hätte wahrscheinlich auch keine Beziehung ausgehalten!

Ich brauchte Hilfe, um Licht in all diese »chaotischen Gefühle« zu bringen. Meine frühere Psychologin führte selbst keine Therapien mehr durch, aber wir hatten ein langes Telefongespräch, an dessen Ende sie mir versprach, wenn möglich für mich den Kontakt zu einer Kollegin herzustellen, die allerdings selbst auch schon ans Aufhören dachte und deshalb nur noch wenige Patienten annahm. Vielleicht hatte ich ja Glück?

Banges Warten bis zu ihrem Rückruf, und dann konnte ich erleichtert aufatmen. Wie so oft in meinem Leben hat es geklappt – auch wenn das »meiner« Astrologin nun recht gibt –, ich bin halt doch ein Glückskind und konnte bald darauf zu ihr kommen.

Und diesmal konnte ich Hilfe annehmen, die Erkenntnisse begannen zu purzeln, plötzlich paßten die Puzzlesteinchen zueinander. Immer mehr begriff ich, wie eins zum andern gekommen war. Wir begannen wieder damit, meine ersten Jahre, die Beziehungen meiner Kindheit auszuloten, wie ich es immer wieder in Therapien versucht hatte, ohne zu einem konkreten Ergebnis zu kommen. Nicht weil meine Kindheit so besonders unglücklich gewesen war, aber weil ich irgendwie wußte, daß dort der Schlüssel zu finden war, der mir die Türe aufschließen würde, gegen die ich immer wieder stieß.

Die Wende am Spülbecken

Ich nahm die Hände aus dem Spülbecken und stand regungslos. Buchstäblich wie der bekannte Blitz aus heiterem Himmel war mir die Erkenntnis durch den Kopf geschossen, nach der ich so viele Jahre verzweifelt gesucht hatte, und sie stellte von dieser Sekunde an mein Leben auf den Kopf. In einem einzigen Augenblick war mir klargeworden, was ich ändern würde, um gesund zu werden, und ich war mir so sicher, daß ich verwundert fragte: Um das zu begreifen, hast du tatsächlich über zwanzig Jahre gebraucht?

Ich fragte mich das in liebevollem Ton, ohne jeden Vorwurf, und das war die zweite Sensation an jenem Vormittag. Sie ließ mich erkennen, daß die neue Einsicht mich im selben Moment auch aus dem psychischen Schraubstock entließ, in dem ich, ohne mir wirklich darüber im klaren zu sein, die letzten Jahre zugebracht hatte.

Plötzlich gelang mir, was ich über Jahre hinweg immer wieder verzweifelt versucht hatte – und das Erstaunliche: Es war ganz einfach.

Ich beendete in dieser Sekunde vor dem Spülbecken den erbarmungslosen Krieg, den ich gegen mich geführt hatte, mit unendlicher Leichtigkeit. Mir war auf einmal klargeworden, daß es an mir lag, einzig und allein an mir. Plötzlich antwortete ich mir auf die so oft und so hilflos gestellte Frage, warum ich mir und meinen Gefühlen nicht trauen kann, weshalb ich mich ständig kontrollieren, kritisieren, quälen und meine Motive hundertmal hinterfragen muß, kurzum, weshalb ich mich nicht lieben kann: Wer auf dieser Welt, wenn nicht ich, soll entscheiden, daß ich mich lieben darf?

Ich entschied mich ganz einfach. Und wirklich alles war anders.

Seit diesem Augenblick hat sich mein Umgang mit mir grundlegend verändert. Ich bin nicht mehr zwanghaft auf der Suche nach »Fehlern«, und wenn ich dennoch einen entdecke, dann kann ich ihn ruhig akzeptieren und mir sagen: »Na gut, dann bin ich eben auch in dieser Hinsicht nicht perfekt.« Ich muß meine Gefühle nicht mehr verdrängen – jedenfalls nicht mehr so häufig –, weil die Angst, nicht perfekt zu sein, die Angst, mich angreifbar zu machen, mich nicht mehr so bedrohen.

Die Entscheidung, mich ab sofort zu lieben, fiel zuallererst in meinem Kopf. Die Veränderung, die sie auf der Stelle herbeiführte, betraf einzig und allein mich und meinen Umgang mit mir, kein anderer war zunächst davon betroffen. Es war der alles entscheidende Augenblick, ein Entschluß, der überfällig war. Und hätte ich gewußt, wie einfach es ist, ihn zu treffen, hätte ich mich nicht jahrelang so ohnmächtig gefühlt.

Weil ich in diesem Moment begriff, daß mein eigener Kopf tatsächlich der einzige Ort war, an dem eine derartige Entscheidung fallen konnte, hörte der entsetzliche Apparat, der wahrscheinlich allen Menschen mit MS ziemlich vertraut ist, in meinem Gehirn auf zu rattern. Es war leise, ganz leise, und ich wußte, daß ich mich von diesem Augenblick an nie wieder dermaßen verfolgen und unter Druck setzen würde.

Während ich das Geschirr in den Schrank zurückräumte, bemerkte ich, was mich da über Jahre hinweg so gequält hatte. Es waren nur Gedanken gewesen, einfach bloß Gedanken! Was sich in meinem eigenen Kopf verselbständigt hatte, das konnte ebenfalls nur eine beenden: ich!

Durch diese Erkenntnis änderte sich alles. Und vor allem auch meine Wahrnehmung, die immer ehrlicher mir selbst gegenüber wurde. Niemand konnte mir von außen sagen, was *mir* schadet oder nützt. Denn es schadet ausnahmslos alles, was man nicht aus Liebe, nicht mit Achtung und Respekt für sich tut. Angefangen bei der Diät, über gymnastische Übungen bis zu medizinischen Anwendungen.

Noch nie hatte ich von einer wirklich hilfreichen Medizin bei MS gehört, noch nie von einer tatsächlich durchschlagenden Diät. Auf beiden Gebieten habe ich wenig Ahnung, konnte also nicht hoffen, etwas Entscheidendes herauszufinden und so verbessern zu können. Immer wieder hörte oder las ich über die Jahre hinweg von Neuerungen, ich studierte alle Berichte in der Zeitschrift der DMSG, las alle Artikel, die mir mein Hausarzt netterweise zukommen ließ. Die Meldung, daß man jetzt endlich ein Mittel gegen MS gefunden habe, fand ich nirgends. Viele *vielleicht* und *möglicherweise* waren darunter, hin und wieder auch eine neue Diät, wieder kombiniert mit so vielen Medikamenten, als wäre sie im Labor eines Pharmakonzerns entstanden. Die konnten mich alle nicht überzeugen. Aber ich wußte ganz sicher, hautnah aus eigener Erfahrung, wie tief verunsichert, wie unglücklich und verzweifelt ich in den Tagen vor meiner Sehnerventzündung gewesen war. Hier mußte ein innerer Zusammenhang bestehen, ihn aufzuspüren schien mir möglich. Es war die einzige Chance, die ich noch sah. Denn eine bestimmte Diät zu halten, schien nur kontraproduktiv, weil mir der Verzicht zuviel Mißvergnügen bereitet hätte. Anscheinend wußte ich intuitiv doch, was gut für mich war.

Und von diesem Zeitpunkt an zäumte ich das Pferd ganz anders auf: Ich wandte mein psychologisches Interesse und Gespür, mit dem ich mich zeitlebens in alle anderen Menschen versetzt und eingefühlt hatte, einem mir immer noch recht fremdem Wesen zu, nämlich mir selbst. Denn ich war es, die krank war, und es wurde nicht besser. Irgend etwas Wichtiges begriff ich trotz meines ehrlichen Bemühens offenbar nicht. Was das war, wollte ich herausfinden. Und dann wollte ich es ändern, damit ich wieder gesund werden konnte.

Vieles habe ich im weiteren Verlauf nach meinem spontanen Verzicht auf Diät ebenfalls verändert, der damalige Entschluß war der Auslöser, auch andere

94

Einschränkungen ließ ich fallen, denn mehr und mehr erkannte ich bei der Beschäftigung mit mir den wahren Grund für meine Erkrankung.

Ich habe trotzdem auch immer wieder Hilfe von außen, Hilfe von der Therapeutin, gebraucht, um herauszufinden, aus welchen Gründen ich mich nicht lieben konnte. Durch meine Analyse fand ich einen Menschen, der mir verläßlich half, die unendlich komplizierten, ineinander verknüpften innerseelischen Strukturen so weit zu entwirren, daß ich mich zu der Entscheidung durchringen konnte, mich zu lieben, wie ich jetzt war, mit allen Fähigkeiten und allen Schwächen.

Dafür war fachkundiges, permanentes Hinterfragen unerläßlich, über Jahre hinweg, denn das wahre Problem liegt nicht einfach irgendwo an der Oberfläche herum. Meines lag gut verborgen vor den Blicken – es fällt mir schwer, es so zu schreiben – meiner Mutter, in den tiefsten Schichten, zu denen ich für mich allein keinen Zugang fand. Der Zugang war vernagelt mit dicken Brettern, auf denen beispielsweise stand: gute Erziehung, Selbstbeherrschung, Rücksichtnahme, Anstand, Takt, Disziplin, Harmoniebedürfnis. Aber auch die Steigerung dieser ach so edlen, gesellschaftlich anerkannten Verhaltensweisen, die dann erneut zur Grundlage von Schuldgefühlen werden, ist man sich ihrer erst einmal bewußt geworden: Unehrlichkeit, Feigheit, Lüge und Heuchelei.

Durch meine Vermeidungsstrategien war ich ganz allmählich extrem unehrlich geworden. Ich entfernte mich dadurch, daß ich schmerzliche Gefühle,

Angst und auch viele Erfahrungen zu vermeiden suchte, in vielen Teilbereichen immer mehr von mir selbst. Durch meine Beobachtungen weiß ich, daß dies das Erkennungsmerkmal vieler MS-Kranker ist, die den Weg nicht erreichen, der ihnen durch Talente, Temperament, Neigungen und Interessen möglich wäre, weil sie nur »mit halber Kraft leben«, bloß die eine Hälfte ihrer Persönlichkeit annehmen und ausdrücken. Die andere, die (warum auch immer) nicht so zugänglich ist, wird einfach abgespalten, nicht integriert. Sie führt ein tristes Dasein, und die Folge davon ist: Die Kluft zwischen der Realität und dem Selbstbild wird immer größer.

Doch nicht Selbstkritik, nicht Strenge oder Härte, nur Liebe heilt, nur mit Liebe wird sich alles ändern. Es hat viele Jahre gedauert, bis sich die Krankheit manifestierte, auch für den Weg zurück wird Zeit notwendig sein. Lassen Sie sich die, damit Ihnen Ihr Ausstieg ebenfalls gelingt. Ich habe viele Dinge gefunden, die ich ändern mußte. Und vor allem habe ich versucht, meine neue Erkenntnis keine Sekunde aus den Augen zu verlieren: Nur die Liebe heilt.

Das Wunder ist, daß, wenn man bis zu diesen tiefsten Schichten vorgedrungen ist, sich plötzlich herausstellt, daß in diesem entsetzlichen Abgrund, den man jahrelang so gefürchtet hat, der alle Schuldgefühle und Selbstvorwürfe nährte und zementierte, absolut nichts ist.

Das Betreten dieser bedrohlichen Gegend, so ängstlich erste Schritte dorthin auch sein mögen, das unerschrockene Hinuntersteigen in diese Schlucht, läßt alle Ängste und Schuldgefühle abfallen, löst alle Selbstvorwürfe auf, denn nichts befindet sich dort unten, gar nichts.

Hat man die Angst vor dieser unergründlichen Tiefe erst einmal überwunden, dann stellt sich heraus, daß sie so unergründlich und gefährlich gar nicht ist, und man kann, wenn man sich alles angesehen hat, zurückkehren und auch sich selbst klar sehen.

Noch vor einem Jahr wäre ich niemals auf die Idee gekommen, dieses zu schreiben, was mir heute so leicht fällt. Ähnliches hatte ich zwar schon gelesen, mir jedoch nur völlig verständnislos an den Kopf gegriffen. Ich weiß heute, daß es wahr ist, und weiß doch auch, daß man diese Wahrheit nur erfährt, wenn man sich auf die Suche nach seinen Gefühlen und den Konflikten hinter ihnen macht. Und mit ihnen dann auf den schmerzlichen Weg dort hinunter, wo dann wirklich gar nichts ist.

Alles wird einfach dadurch. Es zu wissen ist mal wieder gar nichts, es erfahren alles.

Dies war der Wendepunkt auf dem trotz vieler Freunde einsamen, oft sehr schmerzlichen inneren Weg voller Rückschläge. Ich weiß heute, daß diese Krankheit mich nicht weiter lähmen wird. Je klarer der Weg vor meinen Augen wird, desto sicherer weiß ich, daß ich ihn gehen werde, nicht gehen muß, ich will ihn gehen. Wohin er mich am Ende führen wird, weiß ich gar nicht, aber langsam begreife ich den Satz »Der Weg ist das Ziel« etwas besser.

MS, dieses Damoklesschwert, schwebt nicht mehr

über meinem Kopf, weil ich jetzt völlig anders mit mir umgehe, weil ich gelernt habe, mich zu lieben.

Anläßlich eines Gespräches über die unterschiedlichen Philosophien, nach denen die Menschen auf dieser Welt leben, lernte ich durch meine Therapeutin vor einigen Jahren eine mir bis dahin völlig fremde Weltanschauung, die Huna-Philosophie, kennen, die mir auf dem Hintergrund meiner Lebenserfahrung (aber auch wegen meines individuellen Krankheitsverlaufs) übergangslos einleuchtete, daß ich einiges davon darstellen möchte, denn in ihr ist mein Schlüssel zu mehr Gesundheit enthalten. Mein Weg bestätigt, daß diese Philosophie auch in unserem Kulturkreis gilt. Auf ihrer Grundlage begriff ich auf einmal, wie mein Leben schon die ganze Zeit über funktionierte bzw. dies eben nicht tat.
Ich stellte meine persönlichen Erfahrungen in neue, andere und viel größere Zusammenhänge. Ich begann wirklich einzusehen, weshalb ich immer kränker wurde, ohne völlig unterzugehen. Diese Huna-Philosophie ist so einleuchtend, daß man zuerst perplex meint, daß es so einfach doch gar nicht sein kann, schließlich geht es ja um die hehren Gesetze des Lebens. Doch genau so funktionieren unsere Leben, völlig unabhängig davon, ob wir es wissen, egal ob wir es glauben oder nicht, gleichgültig ob hier in Europa, in Asien oder auf Hawaii.
Wie das Christentum auf den Zehn Geboten basiert, beruht die Huna-Philosophie auf sieben mir einleuchtenden Grundprinzipien, deren erstes lautet:

Die Welt ist, wofür man sie hält. Dieser eine Satz schon hat ein ganzes Scheunentor für mich aufgestoßen. Ich hielt die Welt als Kind für einen liebevollen und beschützenden Ort. Später als Jugendliche und auch als junge Frau dachte ich, daß man, wenn man auf der Hut war, mit einiger Diplomatie und Vorsicht hier gut durchkommen konnte, und seitdem ich krank war, hielt ich sie für kalt, für feindlich und gefährlich, für einen Ort, an dem ich unglaublich viele Fehler machen konnte. Und – die Welt war immer genau das, wofür ich sie hielt. Erst liebevoll, dann nicht ganz ungefährlich, dann kalt und feindlich!

Jetzt glaube ich, daß hier alles möglich ist, was ich mir gedanklich vorstellen kann, ich halte die Welt für einen Ort, an dem keine Krankheit, auch MS nicht, unheilbar sein muß.

Auf diesem Hintergrund begriff ich, wie destruktiv ich seit vielen Jahren dabei war, *meine* Welt immer wieder aufs neue völlig identisch zu erschaffen mit meinen Gedanken, die sich ausschließlich um Krankheit, Siechtum, Einsamkeit drehten. Und ich begriff, daß dies die Ursache war, daß sich manche Lebensläufe so geradlinig in eine unangenehme Richtung entwickelten.

Vor mindestens zwanzig Jahren, als ich verzweifelt versuchte, mein Leben wieder in den Griff zu bekommen, hatte ich einmal in einem Buch über fernöstliche Weltanschauungen eine Abbildung gesehen, auf der ein Drachenmaul Bilder ausspie, und es stand dabei, daß wir – wie dieser Drache – unser eigenes Leben in jedem Augenblick selbst hervorbringen. Damals war mir dieser Gedanke völlig unbegreiflich, ja er schien mir geradezu dumm! Wie konnte ich denn annehmen, daß ich meine Krankheit selbst hervorgebracht hatte? Ich, ein Ausbund an Gesundheit und Kraft sollte mich selbst lähmen? In der Philosophie Polynesiens begegnete mir dieser Gedanke erneut, und diesmal leuchtete er mir ein: Wir erschaffen unsere Welt durch die Gedankenbilder, die wir ständig und immer wieder produzieren. Wie oft hatte ich vor lauter Angst negative Bilder »ausgespien«, die sich tatsächlich genau so in meine Realität umsetzten von der Sekunde an, als ich innerlich beschlossen hatte: »Ja, ich habe MS!«

Denn Gedanken sind Energie, und ohne daß uns das Zusammenwirken dieser Energien bewußt wird, bestimmen wir durch unsere Ängste, unsere Befürchtungen und Erwartungen die Richtung unseres Lebens. Je mehr Emotionen dabei beteiligt sind, desto schneller realisieren sich diese Bilder.

Schon nach meinem ersten Krankenhausaufenthalt hatte ich ja dem Lexikon entnommen, daß meine Symptome in Richtung MS weisen könnten, aber damals war ich noch weit davon entfernt, mich hineinkippen zu lassen in diese Krankheit. Beim zweiten Mal habe ich es innerlich akzeptiert und ab diesem Zeitpunkt die entsprechenden Bilder in meine Zukunft projiziert. Trotzdem sagte ich mir immer und immer wieder: Sie wird mich nicht lähmen, ich werde mich nicht unterkriegen lassen. Auch dieses Gedankenbild hat sich ganz exakt so verwirklicht.

Trotzdem blieb ich, wie das Kaninchen auf die Schlange, ausschließlich auf meine Krankheit fixiert, bald zwanzig Jahre.

Seit es mir gelingt, mich selbst positiver zu sehen, seit ich mich akzeptiere, wie ich bin, ändern sich auch meine Gedanken: Ich projiziere keine Horrorvisionen mehr in die Zukunft. Und das hat überhaupt nichts mit dem sogenannten positiven Denken zu tun. Was man in einschlägigen Büchern darüber lesen kann, mag stimmen, ich halte es eher für gefährlich für Menschen, die unter MS leiden, denn wir alle haben viel zu sehr gelernt, zu vieles einfach zu ignorieren, eben nicht ernst zu nehmen.

Sobald es Ihnen jedoch gelingt, sich selbst nicht mehr so überkritisch zu sehen, Sie eine liebevollere und verständnisvollere Haltung gegenüber sich selbst einnehmen können, ist es Zeit, daß auch Sie beginnen, Ihre destruktiven Gedanken, mit denen Sie Ihre Realität erzeugen, dieses dauernde Hinterherspüren hinter der Krankheit, das Sie an schlechten Tagen schon morgens mit schwarzen Gedanken an Krankheit und Siechtum aufwachen läßt (wie ich das von früher kenne!) und mit denen Sie auch wieder schlafen gehen, durch Gedanken des Muts, der Zuversicht und der Veränderung zu ersetzen. Es bringt allerdings überhaupt nichts zu sagen: Ich bin kräftig und gesund. Denn das sind reine Lippenbekenntnisse, das ist schlicht gelogen, wenn die innere Einstellung fehlt, daß man sich das auch zutraut.

Es geht hier nicht darum, und es wäre völlig verkehrt, die Krankheit zu verdrängen, sondern bloß darum, die positiven, die schönen Dinge und Erlebnisse auch eines Lebens mit MS zu würdigen und sich mit ihnen einfach mehr zu beschäftigen als mit Krankheit. Es ist ein schwieriges Unterfangen, seine Denkstrukturen in eine andere Bahn zu leiten. Das ist leichter gesagt als getan, denken Sie jetzt sicher, und Sie haben recht, es ist sogar sehr viel leichter gesagt als getan. Doch es ist möglich!

Ein weiteres Prinzip der Huna-Lehre lautet: Jetzt ist der Augenblick der Macht. Das bedeutet, daß wir nur und ganz ausschließlich auf den momentanen Augenblick Einfluß nehmen können. Die Vergangenheit ist unwiderruflich vorbei, jedoch die Zukunft setzt sich zusammen aus unendlich vielen solchen Augenblicken der Macht.

Aufgrund dieses Prinzips hörte ich auf, meine Zukunft mit Bildern aus der Vergangenheit zu erschaffen. Ich begriff, wie verheerend es war, wenn ich Zukunftsbilder entwarf, die nicht meiner Hoffnung und nicht meinen Zielen entsprachen, sondern die geprägt waren von Angst.

Denn für mich gab es natürlich die Zeit, nämlich die, bevor ich krank geworden war, und darüber hinaus die Zukunft, die ich fürchtete.

Wenn mir alles mal wieder viel zu langsam vorangeht, und ich zu zweifeln beginne, sage ich mir: Halt! Stop! Nein! Ich werde nicht die Vergangenheit über meine Zukunft entscheiden lassen. Und dann entscheide ich mich einfach, immer und immer wieder. Gegen meine Befürchtungen und für meine Ziele.

Die Frage, die ich mir oft gestellt hatte und die lange Zeit unbeantwortet blieb, war: Gibt es so etwas wie eine MS-Persönlichkeit? Ein häßliches Wort, das ich nicht gerne benutze, denn es schert recht unreflektiert alle MS-Kranken über einen Kamm, und so meine ich es natürlich nicht.

Andererseits war der Begriff Krebspersönlichkeit der Anlaß gewesen, mir überhaupt Gedanken darüber zu machen, ob es etwas gab, das uns alle miteinander verband. Falls das so war, dann mußte die nächste Frage sein: Wo können wir ansetzen, um den Krankheitsverlauf bewußt zu beeinflussen?

Weiters beschäftigte mich: Kann ich Teile dessen, was ich in den Jahren über mich und mein gar nicht so unkompliziertes Seelenleben herausgefunden habe, tatsächlich auf andere Menschen mit MS übertragen, auf einige, auf viele oder gar auf alle? Es gab Indizien, die dafür sprachen, daß es eben nicht einfach unser bzw. mein ganz persönliches Schicksal war, mit dieser Krankheit leben zu müssen!

Jahrelang habe ich mir darüber den Kopf zerbrochen, viele Frauen befragt, wollte herausfinden, aufgrund welcher Auslöser andere an MS erkrankt sind.

Was konkret bei mir zum Ausbruch von MS geführt hatte, glaubte ich genau zu wissen. Nie in meinem Leben war ich unglücklicher gewesen als zu dieser Zeit. Daß sich hinter dem an sich vordergründigen Auslöser eine viel tiefer verborgene Ursache verbarg, davon hatte ich zunächst keine Ahnung. Und keiner der Schulmediziner hat mich in den ganzen Jahren jemals ernsthaft gefragt, wie es mir beim Ausbruch der Krankheit wirklich gegangen ist, welche Probleme in meinem Leben bestanden. Diese Frage kommt in Arztgesprächen entschieden zu kurz, ganz schnell wird auf der körperlichen Ebene etwas gesucht, was sich dort zwar als Ergebnis manifestiert, dessen Ursache jedoch dort nicht zu finden ist. Wenn diese Frage dann doch einmal gestellt wird, kann man das Entscheidende noch nicht darauf antworten, weil es einem einfach nicht klar ist.

Mitpatienten waren in ganz unterschiedlichen Situationen, als sie krank wurden, bzw. hatten ihre damaligen belastenden Erlebnisse (die in jedem Fall vorlagen) nicht als extrem schwierig bewertet, sie gar nicht in Zusammenhang mit der Erkrankung gebracht.

Aufgrund all meiner Überlegungen blieb mir nur ein Schluß: Auch bei denen, deren Geschichten ich in Teilaspekten erfahren hatte, mußte sich – wie bei mir auch – eine verborgene Ursache für die Krankheit finden lassen, gab es auf dieser Ebene vielleicht endlich den gemeinsamen Nenner?

Ich habe nicht aufgegeben, immer weitergesucht, obgleich ich lange Zeit nicht auf konkrete Ergebnisse stieß. Immer hatte ich dabei die tonlose, verzweifelte Frage von Martina im Ohr, die einmal von mir hatte wissen wollen: »Sag mir doch bitte eines: Warum du? Warum ich?« Das war ganz genau das, was ich schon lange herausfinden wollte. Schritt für Schritt konnte ich Zusammenhänge herstellen, nicht nur mit meiner Geschichte, sondern auch mit denen anderer. Ich bin nicht so vermessen, meine

Situation am Anfang der Krankheit einfach nur zu verallgemeinern. Und es hat lange gedauert, bis ich zu glauben wagte, daß ich wirklich etwas Wesentliches erkannt habe. Viele in Kliniken geführte Gespräche trugen dazu bei, teils waren es oberflächliche, flüchtige Eindrücke, die sich erst viel später so verdichteten, daß sie ins Bild paßten und es vervollständigten. Nach Jahren fiel es mir dann wie Schuppen von den Augen, und ich erkannte mich in anderen ebenso wie andere sich in mir. So verschieden wir waren, wir hatten verblüffend viele Gemeinsamkeiten.

Wenn ich im folgenden auch von meinen Mitpatientinnen berichte, dann niemals deshalb, um sie »vorzuführen«, sondern weil ich meine Verhaltensweisen bei ihnen entdeckt habe und es der Verdeutlichung dieses Themas dient.

Allgemein und vorweg kann man sagen: Menschen mit MS lieben sich nicht, das weiß ich von mir selbst am besten, aber auch von vielen anderen, nachdem ich mit ihnen gesprochen habe. Diese fehlende Liebe ist der Punkt, an dem sich die in diesem Buch aufgeführten Aspekte einer MS-Persönlichkeit, alle ihre Verhaltensweisen und Vermeidungsstrategien treffen. Und nur von diesem Punkt aus kann die Heilung einsetzen, denn wer sich selbst lieben kann, der muß einfach aufhören mit Selbstvorwürfen, damit, sich die »negativen« Gefühle wie Angst, Enttäuschung, Ärger, Wut und Zorn vorzuwerfen, sie unpassend zu finden und dumm, sich mit Schuldgefühlen zu quälen. Der hört auf damit, von sich eine Perfektion zu erwarten, zu der einfach kein menschliches Wesen in der Lage ist.

Frage also: Lieben Sie sich?

Seit ich diese Frage mit ja beantworten kann, lebe ich in Frieden mit mir. Ich bin nicht perfekt, was soll's, andere sind es doch auch nicht. Und wenn sie es wären, ich liebe mich so, wie ich bin, mit allen Ecken und Kanten, die ich mehr und mehr an mir entdecke und begrüße. Ich will gar nicht mehr pflegeleicht sein, weil es mir einfach zu einfach ist! Das Leben hat mich wieder, ich will mich mutig von ihm herausfordern lassen, ich will nicht mehr allein mit mir und meinen Ängsten daneben stehen.

Es passiert mir natürlich trotzdem hin und wieder, daß ich hart und unerbittlich einen »Fehler« an mir konstatiere, mich völlig konfus um ihn drehe und zurückfalle in alte Verhaltensweisen. Aber was soll's, ich bin halt auch nur ein Mensch!

II.

Gefühle unter der Tarnkappe

Die Chance zur Erkenntnis

Hinter der quälenden Frage: Warum ausgerechnet ich, stand über viele Jahre hinweg ein ganz dickes Fragezeichen. Immer wieder hatte ich – ohne Erfolg – versucht zu verstehen, welches der gemeinsame Nenner war, auf den sich die Situationen beim Ausbruch meiner Krankheit bringen ließen. Die Schulmedizin weiß nicht, wie man den Verlauf günstig beeinflussen kann. Die zwei Tips, die ich bekommen hatte, waren:
1. Machen Sie sich nicht zu viele Gedanken.
2. Vermeiden Sie Streß.
Das erste Patentrezept griff nicht bei mir, das zweite schien mir gleichfalls undurchführbar, obwohl es mir schon so vorkam, als sei Streß bei der Erkrankung ein Faktor.
Meinen ersten Krankenhausaufenthalt hatte ein ernster Konflikt in meiner Ehe ausgelöst, den ich mit meinem damaligen Partner hätte austragen und – für mich – so lösen müssen, daß ich mir hätte gerecht werden können. Wenn ich diese Eheschließung heute betrachte, dann erkenne ich mit den zwanzig Jahren, die nun dazwischen liegen: Ich wäre sie niemals eingegangen, hätte ich von Anfang an zu mir stehen können und meine Wünsche und Träume für die Zukunft wirklich ernst genommen.

Nun ist man ja hinterher meistens klüger, aber darum geht es jetzt nicht, sondern darum, die eigene Beteiligung zu erkennen. Jede Beziehung gestaltet sich aus dem Engagement beider Partner. Weil ich nie gelernt habe, nein zu sagen, habe ich viel zu lange ja gesagt und mitgespielt unter Bedingungen, die mir schon längst nicht mehr gefielen. Ich hätte mich viel früher lösen müssen. Wenn ich dennoch an der Ehe festhielt, dann hätte ich wenigstens versuchen können, der Beziehung eine andere, mir mehr entsprechende Richtung zu geben, mich mehr einzubringen und mehr Einfluß auf ihren Verlauf zu nehmen. Versucht habe ich das schon, aber nur, indem ich lieb und nett blieb; dafür erwartete ich allerdings im Gegenzug, daß meine Wünsche erfüllt würden, ohne daß ich darum kämpfen mußte.

Sie wurden nicht erfüllt, ich zog mich in den Schmollwinkel zurück, war mir viel zu schade dafür, nun etwa zu streiten oder zu fordern. Wenn ich es getan hätte, dann hätte ich mich zu denen stellen müssen, auf die herabzublicken ich gelernt hatte.

Auch der erneute Ausbruch fand in einer Beziehungskrise statt, und auch da habe ich mich viel zu wenig engagiert für meine Belange, habe wie in der ersten Krise viel zu lange mitgespielt unter Bedingungen, die mir nicht mehr gefielen. Wie oft ließ ich mich hineinziehen in den ewigen Kreislauf, den Peter um seine Prüfungen veranstaltete, statt ihm klipp und klar zu sagen, daß dies ausschließlich sein Problem war und nicht meines.

Beide Krisen hatte ich lange Zeit unter dem Sammelbegriff Liebeskummer zu den Akten gelegt. Wobei mir immer klar gewesen ist, daß sie vom Emotionalen her doch sehr verschieden voneinander waren. Im ersten Fall waren wir beide schon irgendwie am Ende einer langen Geschichte angelangt, die sich einfach überlebt hatte. Ich bin zu lange untätig geblieben, aber das macht noch nicht krank, viele Leute leben ja in Beziehungen, die nicht mehr liebevoll sind, ohne zu erkranken.

Die zweite Trennung hat mich in einer Phase erwischt, in der ich noch viel für möglich gehalten hatte und voller Zuneigung war. Sie hat mich auch deshalb gefühlsmäßig viel stärker erschüttert, weil ich zum erstenmal in meinem Beziehungsleben verlassen wurde von einem Mann, an dem mir viel lag.

Der dritte Schub, während der Reinkarnationstherapie, paßte zunächst nicht zu den beiden anderen. Erst als ich in kleinen Schritten erkannte, daß auch die Nummern eins und zwei nicht wirklich auf Liebeskummer zurückzuführen waren, sondern auf sehr viel handfestere Gefühle, nämlich auf Groll, Ärger, Wut, Enttäuschung, Zorn, paßte er dazu.

Nie werde ich in diesem Zusammenhang meine völlige Überraschung darüber vergessen, daß meine Therapeutin es überhaupt nicht schlimm, nein sogar ganz in Ordnung fand, daß ich solche negativen Gefühle gehabt hatte. Auch damals wollte ich mich im Gespräch natürlich ganz schnell an dieser kritischen

Stelle vorbeischwindeln, mich nur, so lange es unbedingt nötig war, dort aufhalten, doch sie ließ mich nicht flüchten. Und sie war – zu meiner Verwunderung – auch darüber gar nicht entsetzt, mochte mich noch immer, und ich erlebte, daß auch ich mich weiterlieben konnte trotz dieser entsetzlichen Gefühle.

Denn nicht diese Gefühle haben mich krank gemacht! Sie sind zwar keinesfalls angenehm. Doch sie zu haben, sie auszuleben, unter ihnen zu leiden und zu trauern macht gesund! Ich lernte mühsam, daß Gefühle nur deshalb da sind, damit ich sie bemerke! Woher sollte ich sonst wissen, was ich will und brauche, was ich überhaupt nicht mag, was ich ablehne? Wenn ich diese Gefühle, die zu meiner Orientierung dienen, die notwendig und ausgesprochen hilfreich sind, immer wieder verdränge, dann schade ich mir, dann reagiere ich mit Krankheit.

Das ist ein schrecklicher Trugschluß der Mediziner, den man auch in allen Büchern lesen kann: Es wird MS-Kranken von allen Seiten empfohlen, Streß auf alle Fälle zu vermeiden. Natürlich werden wir krank, wenn wir Streß haben, aber nicht, weil wir ihn haben, sondern weil wir uns so sehr bemühen, alles damit Zusammenhängende zu vermeiden, zu verdrängen. Damit driften wir immer weiter in die krankmachende, fälschlicherweise einmal eingeschlagene Richtung, die uns dann irgendwann endgültig lähmt.

Daß ich diese Empfindungen nicht haben wollte, daß ich meinen Ärger im ersten Fall nicht spüren, im zweiten nicht sehen wollte, hätte ich vielleicht mit einer heftigen Grippe »büßen« und wiedergutmachen können. Daß ich mir meine damaligen Empfindungen so entsetzlich übelnahm, daß ich dachte, sie wären böse, hat mich krank gemacht. Denn meine Seele weiß ja ganz genau, daß ich im Grunde ganz genau weiß, was ich will.

Da war ja durchaus ein Persönlichkeitsanteil in mir empört, er rief zornig: Nun wehr dich doch, laß dir nicht gefallen, was dir da geboten wird, schlag zurück! Die andere Komponente stand zitternd daneben, starr vor Angst, unfähig sich zu wehren, und warf ihr vor, daß sie nicht stillhielt. Der Kampf, der draußen hätte stattfinden können, er tobte in mir mit verheerenden Folgen.

Über allen drei Situationen aber schwebt ein Oberbegriff wie eine Klammer, den ich als kontaktfreudiger Mensch natürlich furchtbar gerne weit von mir gewiesen hätte: Ich hatte ein Kommunikationsproblem. Ich denke, daß MS sich hauptsächlich aus den Schwierigkeiten aufbaut, wirklich miteinander zu reden, Probleme ganz offen zu erörtern und sie dann, wenn möglich, auszuräumen. Natürlich konnte ich gut zuhören, was ich jedoch nicht konnte, war, mich offen und ehrlich mit meinen ganzen Empfindungen darzustellen.

Viel zu sehr habe ich gelernt, mich vor allen Dingen zu beherrschen. Wie eine zweite Haut, ein Reflex, wie ein Fluch verhindert eine ständige Selbstkontrolle, daß ich an der richtigen Stelle explodiere, selbst dann, wenn ich innerlich nahezu berste. Und sowohl im ersten als auch im zweiten Fall hätte es mich beinahe zerrissen vor Zorn. MS ist der nicht ausgeführte Tritt ans Schienbein des Nächsten, der dem Ehegatten nicht über den Kopf gestülpte Teller voller Nudelsuppe. Das nicht ärgerlich vom Tisch gewischte dumme Argument.

Warum habe ich diese Gefühle nicht wahrgenommen, keine Konsequenzen aus ihnen gezogen? Wenn ich mir vorstelle, es liefe im Fernsehen ein Film, in dem sich eine Darstellerin so unbegreiflich verhält, würde ich ihn ausschalten. Denn das wäre mir zu dumm.

Seit meine Reaktionen spontaner, unüberlegter, impulsiver und gelegentlich ein bißchen aggressiver werden, kann ich MS die kalte Schulter zeigen. Mir ist absolut klar, daß das in MS-Kreisen nicht sehr populär ist und den einen oder anderen ziemlich erschrecken wird. Viele werden diese Gedanken weit von sich weisen. Und trotzdem. Ich spreche aus leidvoller Erfahrung, denn auch ich habe diese Gefühle jahrelang so weit weggeschoben, daß sie mir völlig fremd geworden waren. Aber sie kehren zurück in mein Leben und machen es immer farbiger, aufregender und »lebenswerter«.

Als ich begann, über den seelischen Hintergrund meiner Krankheit nachzudenken, führte ich sie auf verschiedene Ursachen zurück und überlegte, wie ich diese abmildern, wenn möglich ganz beseitigen könnte. Tief unter ihnen fand ich die Wurzel all dieser vermeintlichen Ursachen. Nur eine einzige. Sie macht nicht nur krank, sie macht auch sehr, sehr unglücklich und oft höllisch einsam, selbst dann, wenn einem ein wohlwollender Partner zur Seite steht. Sie macht so traurig und allein, daß man sich immer mehr vor den eigenen Empfindungen fürchtet, man schiebt sie weg, so weit man kann, und das macht immer unbeweglicher.

Lange habe ich versucht, einzelne Erkenntnisse über die seelischen Hintergründe meiner Erkrankung zusammenzusetzen, von denen ich zwar ahnte, jedoch nicht sicher wußte, daß sie ein fertiges Puzzle ergeben würden. So unterschiedlich waren bei anderen Erkrankten die Krankheitsverläufe, die Schubraten, die Remissionen, daß ich manchmal sogar daran zweifelte, daß der Name Multiple Sklerose tatsächlich eine einzige Krankheit benennt. Immer wieder hielt ich ein Teilchen in der Hand, das so gar nicht zu dem übrigen Puzzle passen wollte.

Nicht umsonst wird MS als die Krankheit mit den tausend Gesichtern bezeichnet. Körperregionen, die bei einem betroffen sind, können beim anderen völlig intakt sein, und doch besteht die gleiche Grunderkrankung, die das Zentralnervensystem befallen hat. Menschen mit MS haben nicht dieselben Symptome, weil sie natürlich seelisch nicht alle völlig gleich strukturiert sind. Bei dem einen ist körperlich dieses eine Problem stärker ausgeprägt, bei dem anderen jenes. Ebenso verhält es sich nach meiner Erfahrung auf der psychischen Ebene. Stark vereinfacht könnte man sagen: Wer nicht wagt, ganz spontan zuzugreifen und etwas für sich zu nehmen, der wird Probleme in den Händen und Armen bekommen, wer seinen eigenen Lebensweg nicht zu beschreiten wagt, der bekommt seine Lähmung in den Beinen. Wer hin und her schwankt zwischen zwei Extremen, zwei Richtungen, wer sich nicht entscheiden kann, dessen Gleichgewichtssinn ist gestört. Oft so stark, daß diese Erkrankten nur wenn sie jemanden haben, an dem sie sich einhaken können, der also die Führung übernimmt, längere Strecken gehen können. Ebenso ist es mit Sprach- oder Sehstörungen, dort wo sich das Problem zeigt, dort hat man ein Problem.

Als ich begriff, daß meine Erkrankung mit mir allein zu tun hat, daß ich Gefühle verdränge und unterdrücke, da wurde mir als nächstes klar, warum ich manche Verhaltensweisen so oft in MS-Kliniken gesehen, so viele Standard-Äußerungen immer wieder gehört hatte. Das Unterdrücken von Gefühlen ist uns allen gemeinsam. Die Hintergründe und die Techniken sind zwar verschieden, nicht jedoch das Ergebnis!

Man muß eine ganze Menge »wegstecken«, um immer nur nett und freundlich zu sein. Von Ärzten und Krankenschwestern bekommen MS-Patienten die besten Zeugnisse ausgestellt, ich habe schon mehrfach gehört, daß nach einem Arbeitsplatzwechsel der eine oder andere reumütig in eine MS-Klinik zurückgekehrt ist, weil die Patienten dort so umgänglich und gar nicht aggressiv sind.

Nie werde ich vergessen, wie eines Morgens eine junge Frau den Speisesaal betrat. Bereits in der Türe rief sie fröhlich: »Hallo, ich bin wieder hier, wo sitze ich denn diesmal?« Mit ihrem Rollator ging sie von Tisch zu Tisch, begrüßte alle aufs herzlichste, auch mich, ich hatte sie noch nie gesehen.

Natürlich ist ein Krankenhaus immer ein relativ friedlicher Ort, jeder hat hier ja auch wirklich anderes im Sinn, als sich zu streiten, aber schon der Umgangston zwischen den Patienten ist in einer MS-Klinik anders, es gibt keine Übergriffe, man mault zwar untereinander ständig, aber beschwert sich nicht. Die negativen Gefühle werden, wenn sie überhaupt wahrgenommen werden, nicht an den richtigen Mann bzw. die richtige Frau gebracht. Unbewußt machen wir uns selbst immer wieder zu Opfern.

Als ich mir meiner Opferrolle bewußt wurde, hieß das noch lange nicht, daß ich mich von ihr lossagen konnte. Wahrscheinlich deswegen, weil vor diesem Loslassen ein Akt stand, um den herum ich seit langem einen großen Bogen machte. Trotzdem wußte ich: Erst wenn ich den Personen meiner Kindheit, meinen früheren Partnern und vielen anderen, die in diesem Buch überhaupt nicht auftauchen, das, was ich ihnen noch immer vorwarf – zu Recht oder zu Unrecht –, ehrlich verzeihen konnte, würde ich befreit sein davon, mich als Opfer von irgend jemandem zu fühlen. Das gemeinsam mit den betreffenden Personen im Dialog auszuräumen, war nicht möglich, das hätte ich nicht gekonnt.

Ich setzte mich also hin und schrieb die seit vielen Jahren überfälligen Briefe, und die Tatsache, daß mir dieses Tun wirklich ans Herz ging, zeigte mir, wieviel von meiner Energie, die ich doch weiß Gott für mich selbst benötige, in diesen uralten Verletzungen steckte. Es waren viele Angst-, Ärger- und Verletzungspflänzchen, die auszureißen waren, und es dauerte länger, als ich angenommen hatte. Immer und immer wieder waren sie mir in den letzten Jahren in den Sinn gekommen, immer und immer wieder hatte ich mich deshalb gedanklich in die vielen Wenn und Aber aus alten Zeiten verloren.

Ich schrieb viele Briefe an all die Menschen, denen ich etwas mitzuteilen hatte, was ich nie auszusprechen gewagt hatte. In den Briefen stand, wie sehr ihr Verhalten mir gegenüber mich verletzt, mein Leben beeinflußt und meine Lebensfreude eingeschränkt hatte. Und daß mein Festhalten an diesen Erlebnissen und damit auch an ihnen nun beendet sei. Ich wußte um meine eigene Beteiligung und konnte ihnen aus ehrlichem Herzen verzeihen. Es war eine ausgesprochen befreiende Aktion, die mir viel Energie zurückbrachte, die ich nun für meine eigenen Belange nutzen kann.

Es war ein warmer Abend im August, an dem ich alle Briefe in meinem Gartengrill aufeinanderlegte und sie in Flammen aufgehen ließ. Seit ich diese »Feuerpost« abgeschickt habe, kann ich mir ganz liebevoll sagen, wenn die ganze Mannschaft auftaucht und Beachtung fordert: Hört auf damit, es ist vorbei. Ich habe euch verziehen, ihr schuldet mir nichts mehr und ich euch auch nicht.

Es passiert mir jetzt auch noch hin und wieder, daß

ich mich in diesen Energiefallen verstricke, denn viele dieser Gedanken haben sich untereinander verbunden, einer löst den anderen aus und holt die alten Gespenster immer wieder in mein Leben zurück. Doch sobald sie da erkannt werden, kann ich mich von ihnen befreien.

Die Ahnengalerie

Meine Kindheit zu kennen ist die Voraussetzung dafür zu verstehen, wie schon sehr früh eins ins andere griff, wie über Jahre hinweg, ohne daß es irgendeinem auffiel, der Weg zu einer Krankheit gebahnt wurde, die meist chronisch wird, die, auch wenn man mit ihr alt werden kann, das Lebenslicht viel zu früh einfach ausknipst. Denn MS wirft lange Schatten.

In meinem Bewußtsein ist nichts, was mir bis etwa zum Schuleintritt gefehlt hätte. Zwar wuchsen wir ohne Vater auf, aber ich empfand damals keinen Mangel. Meine Mutter war eine liebevolle Frau, die sich der Aufgabe stellte, meinen zwei Jahre älteren Bruder und mich allein großzuziehen. Ich erinnere mich an fröhliche Spiele im Garten und viele Schneemänner im Winter, die ich gemeinsam mit meinem Bruder baute. Wir haben in Iglus gewohnt und Mutter brachte uns Kerzen, Decken und heißen Kakao in unsere kalten Höhlen. Wir waren auf Nordpolexpedition, und sie mußte uns lange bitten, bis wir wieder ins Haus kamen.

Es ging so lange alles gut, bis mein älterer Bruder, er war – zu seinem Pech – äußerlich ein Abziehbild meines Vaters, mit neun oder zehn Jahren anfing, »schwierig« zu werden. Meine Mutter muß darauf mit unglaublicher Panik reagiert haben, die sie und ihn in einen Teufelskreis trieb, aus dem beide bis zu Mutters Tod nicht mehr herausfanden. In diesem Kreis hatte ich natürlich mitzulaufen.

Mein Vater war 1951 von einem Tag auf den anderen verhaftet worden. Gerüchte sagen wegen eines Kinderwagens, den er nicht bezahlt hatte. Er lag seiner wohlhabenden Familie seit seinem abgebrochenen Studium auf der Tasche, war schon oft wegen vorwiegend betrügerischer Machenschaften im Gefängnis gewesen und war das, was man früher in besseren Kreisen eine gescheiterte Existenz nannte, die man dezent vor anderen verschwieg und trotzdem durchfütterte, denn Geld war ja genügend da. Meine völlig ahnungslose Mutter hielt so lange zu ihm, bis sie das Ausmaß seiner Unaufrichtigkeit erkannte. Für sie – und auch ihre Familie – war dies alles eine schreckliche Schande, ein Alptraum. Jeder in dem kleinen Dorf kannte meinen Vater, nun war das Gerede natürlich groß, es war entsetzlich peinlich für meine doch ziemlich elitäre Familie. Und für meinen Bruder begannen harte Zeiten.

Je problematischer mein Bruder wurde, desto offener wurde ihm sein Vater als abschreckendes Beispiel vor Augen gehalten. Er hat mir oft leid getan, aber meine Mutter tat mir ja ebenfalls leid, das Dilemma, in dem ich mich befand, war mitunter sehr schwer zu ertragen. Sie ließ sich beim Pfarrer beraten, sie ging zum Jugendamt und ließ nichts unversucht, ihn wieder auf »den richtigen Weg« zurückzubringen. Überall wurde ihr empfohlen, auf gar keinen Fall nachsichtig zu sein, ihn wegen seines Erbteils mit Strenge zu erziehen. Weil meine Mutter im Grunde weich und liebevoll war, schwankte sie zwischen Extremen hin und her, konnte ihm weder den erforderlichen Halt geben noch die Wärme, die er vielleicht besonders gebraucht hätte. Sie konnte wohl wirklich nur meinen Vater in ihm sehen, hat ihn trotzdem immer wieder finanziell unterstützt, um Schande von uns allen abzuwenden, denn Polizei im Haus wollte sie – verständlicherweise – nie wieder haben.

Es kam, wie alle befürchteten: Mein Bruder wandelt seit seiner Jugend auf einem riskanten Pfad, wie sein Vater immer in der Gefahr, endgültig abzustürzen. Es ist traurige Realität gewesen, daß meine Mutter es nicht geschafft hat, ihre negative Erwartungshaltung zu verändern, daß sie nicht bemerkte, daß sie ihn genau dorthin trieb, wo schon sein Vater gescheitert war.

Unnötig zu sagen, daß ich nach Mutters Tod ihre Funktion weitestgehend übernahm und zähneknirschend – wie sie – die Schulden meines Bruders immer wieder beglich.

Ich war das gute Beispiel und natürlich immer bemüht, besser zu sein als mein Bruder. Mutter sagte sehr oft zu ihm: »Schau, wie bescheiden deine kleine Schwester ist und wie fleißig und wie hilfsbereit, wie lieb.«

Wenn ein Kind jahrelang so über den grünen Klee gelobt wird, obgleich es gar nicht so viel braver ist als der Bruder und genau spürt, daß all die schlimmen Verhaltensweisen, die beim Bruder unnachsichtig getadelt werden, auch bei ihm vorhanden sind, dann wird dieses Kind nicht nur den Bezug zur eigenen Realität verlieren, es muß seine »andere Seite« nicht nur ängstlich vor anderen verbergen, sondern sich dafür ablehnen, sich heimlich hassen, ohne daß ihm das bewußt wird.

Diese Ablehnung der eigenen Person ist eine Hypothek fürs Leben. Wenn ich also MS, eine Autoaggressionskrankheit, bekommen habe, dann kann ich es mir auch aus diesem Aspekt erklären. Es ist mir zur zweiten Natur geworden, so zu sein, wie andere es von mir erwarten, ich konnte bis vor kurzem überhaupt nicht unterscheiden, wann ich authentisch war und wann nicht.

Wenn nun die Mutter mich ständig darin bestärkte zu sein, wie ich doch vor meinen überkritisch gewordenen Augen gar nicht war, nämlich ausschließlich lieb und brav, dann wird das Verdrängte erdrückend. Die Angst wird übermächtig, daß auch die eigenen Verfehlungen, die eigene Schwäche einmal herauskommen wird und dann die anderen ebenso abstößt wie die des Bruders. Ab etwa dem achten Lebensjahr gab es keine Abstufungen mehr in meinem Leben, mein Bruder war böse, ich brav, immer. Der Gedanke, daß er ja trotzdem auch mal lieb, ich andererseits auch mal unartig sein könnte, kam mir nie. Unsere Welt unterteilte sich in gut und böse, so einfach war das. Wer einmal in einer Schublade war, war es für immer. Es war dermaßen unmöglich für mich, auch mal unfolgsam zu sein, daß ich diese extrem harte Trennung für mich ebenfalls vollziehen mußte. Als ich später in die Pubertät kam, da war er bereits mittendrin, ich war damals auch oft frech, doch die Katastrophe, die das bei meiner Mutter auslöste, war so völlig unangemessen, daß mir gar nichts anderes übrig blieb, als schnell wieder das brave Kind zu werden.

Nun war es in meiner kindlichen Persönlichkeit absolut nicht als einziges Merkmal angelegt, daß ich ein braves Mädchen sein würde. Im Gegensatz zu meinem recht unsicheren und verschlossenen Bruder war ich als Mamas Liebling ein extrovertiertes, unternehmungslustiges, fast tollkühnes Kind, schlagfertig, mit einer deutlichen Gabe, andere sehr schnell zu durchschauen und das durchaus auch zu sagen. Ein Mädchen eben, an dem – wie Mutter und Großmutter oft lächelnd zueinander sagten – ein Bub verlorengegangen war, ach was, einer, zwei!

Ich denke, daß ich schon als Kind damit begonnen habe, Impulse, die nicht willkommen waren, zu unterdrücken.

Später im Verlauf meiner Jugend »gehorchte« ich auf diese Art und Weise auch den Jungs, indem ich mich – wie ich es gelernt hatte – völlig auf sie einstellte. Sollte ich mich plötzlich Erwartungen entziehen, die ich doch immer ganz selbstverständlich zu erfüllen gelernt hatte?

Die Jungs hatten genaue Vorstellungen davon, wie ein Mädchen zu sein hatte. Daß ich beispielsweise auf den Händen gehen konnte, fand auch nur einer der Jungs toll, der das eben auch beherrschte. Für einen anderen, der mit mir nur händchenhaltend im dunklen Kino sitzen wollte, aber nicht so sportlich war wie ich, war das weniger beeindruckend. Und ich setzte mich brav mit ihm ins Kino, wobei dieses »brav« natürlich nur in seinen Augen galt, meine Mutter hätte es »unmöglich« gefunden, wenn sie es gewußt hätte.

Was hatte ich ganz früh gelernt? Es zieht sich durch all meine Beziehungen, dieses, daß ich anderen keinen Anlaß zu Tadel geben durfte. Also unterließ ich es, auf den Fingern zu pfeifen, auf den Händen zu gehen. Und ich unterließ es ebenfalls, meine Rechte wahrzunehmen und einzuklagen. Der Preis dafür war hoch!

Es hat sehr lange gedauert, fast vier Jahrzehnte, bis ich mir ohne Ängste klarmachen konnte, daß ich ja ebenfalls das Kind meines Vater bin, dieselben Gene wie mein Bruder in mir habe.

Seht her, ich bin ein guter Mensch (anders als mein Vater, mein Bruder), ist ständig meine Botschaft gewesen. Ich bin rücksichtsvoll, sanft, lustig und hilfsbereit. (Seht um Himmels willen nicht her, denn in meinem Inneren gibt es dunkle Abgründe, das Chaos, die andere Seite, wie in ihnen. Das war meine Furcht. So perfekt bin ich gar nicht, wie ich vorgebe zu sein.)

Als junges Mädchen war ich über sich verändernde Gefühle dermaßen erschrocken, ja erbost, daß ich überhaupt niemals länger als eine Woche ein Tagebuch führen konnte. Immer, wenn ich es nach einigen Tagen durchblätterte, erschienen mir die darin festgehaltenen Gefühle einfach nur völlig unbegreiflich und dumm. Es hat mich beunruhigt, daß sich gefühlsmäßig immer so viel veränderte in wenigen Tagen, ich habe die Seiten sofort herausgerissen und neu angefangen, weshalb das abschließbare Tagebuch immer dünner wurde, das erste sichtbare Zeichen dafür, daß ich begonnen hatte, meine Gefühle abzuwerten. Damals (ich war wohl elf) beschloß ich, über meine Gefühle einfach nichts mehr zu schreiben, so peinlich war es mir vor mir selbst (!).

Ein Leben mit so vielen Tabus ist nicht leicht für ein wißbegieriges Kind. Heute noch zucke ich zurück, wenn ich unbedacht etwas frage, ohne mich versichert zu haben, ob dies dem anderen auch recht ist. Wenn jemand mir bedeutet, daß er über ein Thema lieber nicht sprechen will, dann weiche ich auf der Stelle zurück, selbst dann, wenn die Antwort für mich sehr wichtig wäre. Und ich habe bis heute eine unerklärliche Scheu, jemanden »festzunageln«, wenn ich ihm nicht glaube. Bis heute bin ich mir oft nicht sicher, ob ich überhaupt das Recht habe, Fragen über Dinge zu stellen, die mich betreffen könnten, oder ob die anderen nicht viel mehr im Recht sind, wenn sie nicht darauf antworten. »Warum hast du denn nicht einfach gefragt?« ist ein Satz, den ich immer wieder hörte in unendlich vielen verschiedenen Zusammenhängen, und immer wieder fällt mir dann auf, wie einfach es hätte sein können, an eine bestimmte Information zu gelangen. Und daß man sehr viele Menschen sehr vieles fragen darf, nur nicht in meiner Familie.

Gefühle? Meine Kindheit war mit Sicherheit voller Gefühle, die nicht sein durften. Liebe zu meinem Vater, Sehnsucht nach ihm. Liebe zu meinem Bruder, Mitleid mit ihm, aber auch Enttäuschung, weil er sich so gar nicht wie ein großer Bruder verhielt, auf den eine kleine Schwester stolz sein durfte. Enttäuscht war ich häufig auch wegen meiner Mutter, die meinen Bruder sehr oft ungerecht behandelte. Dann war es schwer, sie in ihrer Verzweiflung über ihn zu trösten, denn eigentlich stand ich da auf seiner Seite. Das war natürlich wieder so ein Gefühl, das ganz schnell verschwinden mußte! Meine Gefühle waren sehr oft völlig entgegengesetzt zu den Gefühlen meiner Mutter, von der ich als kleines Kind ja abhing und die ich natürlich am meisten liebte. In dieser Situation konnte ich nicht lernen, sie überhaupt wahrzunehmen, ebensowenig wie angemessen mit ihnen umzugehen. Ich habe sie gefürchtet, unterdrückt, war mir häufig böse für Empfindungen, von denen ich wußte, daß sie meiner Mutter nicht gefallen würden. Denn ganz groß (natürlich in unsichtbaren Buchstaben) hat es in meiner Kindheit über meinem Bett gestanden, daß es richtige und falsche Gefühle gab.

Lieb sein war richtig, ärgerlich sein falsch. Die Botschaft lautete: Zeig mir nicht ehrlich, was du fühlst, wie du denkst und wer du bist, sei lieb und nett, zeig mir immer nur die Seite, die ich an dir sehen will. Fühle um Gottes willen nicht wie dein Bruder, weil der ja wie sein Vater fühlt. Daraus folgte für mich der früh gefaßte Beschluß: Laß niemals jemanden, um keinen Preis, erkennen, wie es wirklich in dir aussieht, zeig niemals, daß du enttäuscht, traurig oder unsicher bist. Es interessiert niemanden, es belastet andere auch noch, das ist nicht lieb, also laß es!

Möglicherweise wäre mein Leben anders verlaufen, hätte ich mich als Kind auch manchmal richtig streiten dürfen, ich weiß es nicht. Vielleicht wäre meine Ehe an dauernden Streitereien schon viel früher zerbrochen, aber vielleicht hätte ich nicht MS bekommen, wenn ich mich nicht immer wieder – wie damals im Kinderzimmer – entschieden hätte, Streit zu vermeiden, weil – wie hatte ich es gelernt – der etwas ganz Furchtbares ist, was zivilisierte Menschen unter allen Umständen vermeiden müssen. Das war ein langer Weg in die falsche Richtung, bis ich krank geworden bin, und es war ein langer Weg, diese Entwicklung umzukehren. Meine Krankheit wurzelt in den Verhaltensweisen, die mir in der Kindheit die Liebe meiner Mutter sicherten. Und deshalb ist es so schwer, das alles abzulegen.

Als ich zwanzig war, starb mein Vater. Von Amts wegen wurden wir benachrichtigt. Wir zwei Geschwister standen emotionslos am Sarg, ganz weit weg waren unsere Gefühle inzwischen.

»Sollen wir den Sarg für Sie noch mal öffnen? Wollen Sie Abschied nehmen von ihrem Vater?« erkundigte sich ein Angestellter. Entsetzt lehnten wir beide ab, unisono.

Ich hatte meinen Vater stark idealisiert, mir ein sehr romantisches Bild von ihm zurechtgelegt. Mein Vater war kein fremder, toter, alter Mann in einem Sarg, mein Vater war ein tragischer Held, ein einsamer Wolf.

Was er für meinen Bruder war, weiß ich bis heute nicht. Ein abschreckendes Beispiel, derjenige, dem er es verdankte, daß man auch ihm im Leben keine Chance ließ? Es kann sein, daß er ihn haßt, es muß aber nicht sein.

Die Verbindung zwischen meinem Bruder und mir ist problematisch geblieben. Einerseits übernahm ich die Rolle meiner Mutter nach ihrem Tod, zahlte immer wieder seine Schulden, nahm ihn auf, wenn er wieder einmal abgestürzt war, total abgebrannt daherkam, wie immer natürlich, völlig ohne es selbst verschuldet zu haben (wie sein Vater ...). Wie meine Mutter half ich ihm dann, wie meine Mutter war ich dabei aber im Grunde eben nicht hilfreich, ich war unwillig, unfreundlich und immer mit dem Vorwurf zur Hand, daß er sich doch endlich ändern sollte.

Jetzt begreife ich langsam, daß auch er nicht einfach aussteigen kann. Er kann sein Leben ebensowenig isoliert von unserer Geschichte leben wie ich meines. Wenn ich es jetzt ändern konnte, nach unzähligen Anläufen, dann schafft er es vielleicht auch irgendwann.

Verdrängte Gefühle

MS beginnt immer da-
mit, daß man »negative« Gefühle verdrängt, das
steht heute für mich fest. Weshalb man sie nicht
haben will bzw. darf, ist sicher unterschiedlich. Das
Ergebnis ist immer das gleiche: Man geht diesen
Emotionen aus dem Weg, will nichts mit ihnen zu
tun haben, weil hinter ihnen ganz massive Ängste
stehen. Viele Frauen mit MS, die ich in den letzten
Jahren sprach, erzählten mir, daß sie früher wegen
Ängsten in Behandlung gewesen seien, die sich
allerdings gelegt hätten, seit sie MS haben.
Der Umgang mit unseren negativen Gefühlen, hinter denen also Ängste stehen, ist schwer für uns,
deshalb idealisieren wir alles Harmonische, verteu-
feln die negativen Empfindungen, schieben sie so
weit weg wie möglich – und werden sie doch nicht
los damit. Im Gegenteil, sie setzen sich an einer völlig anderen Stelle fest, an der sie noch viel quälender
werden können, sie werden zu Schuldgefühlen (siehe
Seite 147 ff.).
Alle diejenigen, die ich kennengelernt habe in meiner langen MS-Karriere, waren aus unterschiedlichen Gründen unfähig, Gefühle wie Zorn, Ärger und
Wut in ihren Höhen und Tiefen realistisch wahrzunehmen, diese Gefühle im Raum stehenzulassen, sie

auszuhalten, sie zu zeigen, sie angemessen auszudrücken, dann zu ihnen zu stehen und ihnen gemäß zu agieren. Dabei sind das sehr mächtige Energien, die Blockaden lösen können.

Wut, Ärger und Zorn sind positive Gefühle für MS-Patienten. Sie zu spüren bedeutet, lebendig zu sein, sie auszuhalten und auch auszudrücken lernen bringt Beweglichkeit zurück. Meine Therapeutin sagt regelmäßig, wenn ich ihr etwas erzähle, was mich sehr ärgerlich gemacht hat: »Sie sollten sich sehen, wie ihre Augen blitzen, was da für eine Energie in Ihnen steckt. Freuen Sie sich doch darüber!«

Ich versuch es ja! Wenn sie mich allerdings dann weiter fragte, ob ich mich denn dazu auch in diesem Augenblick entsprechend geäußert hätte, dann mußte ich meist verneinen. »Und warum nicht?« wollte sie dann wissen. Ich hatte mich nicht getraut, weil ich wieder einmal nicht gewußt hatte, ob ich ein Recht hatte, ärgerlich zu sein. Ich war zwar noch in der Therapiestunde ärgerlich gewesen, bzw. dieser Ärger konnte ganz leicht noch einmal aktiviert werden, und zwar so eindrucksvoll, daß ich dafür sogar ein Lob von der Therapeutin bekam. Der Verursacher meines Ärgers hatte davon jedoch nichts mitbekommen. Er zog fröhlich seiner Wege, und in mir war ein weiteres Ärger-Pflänzchen herangewachsen, das seither wie die zahllosen anderen durch immer neue Energiezufuhr bestens gewachsen war – es lebte von der Energie, die ich im Grunde für mich gebraucht hätte! Es richtete meine Energie in die Vergangenheit, richtete sie gegen mich. Dies ist nur ein Beispiel von vielen, um einen Reaktionsmechanismus zu verdeutlichen.

MS ist eine der ca. vierzig bekannten Autoimmunkrankheiten, bei denen sich die körpereigene Abwehr aggressiv gegen den eigenen Körper richtet. Deshalb bürgert sich der Name Autoaggressionskrankheit immer mehr ein. Erkrankungen des Immunsystems stehen (nach Herz-Kreislauf-Krankheiten, Krebs und psychischen Erkrankungen) statistisch an vierter Stelle. Zwischen acht und zehn Prozent der deutschen Bevölkerung leiden an einer der Autoimmunkrankheiten.

Bei Krankheit reagiert das Immunsystem zu spät, bei einer Autoimmunkrankheit reagiert es falsch, es erkennt – warum auch immer – Teile des eigenen Körpers nicht als solche und bekämpft sie als Eindringlinge.

Bei Rheumatismus beispielsweise werden die Gelenke langsam zerstört, bei MS sind die Markscheiden, die Schutzhüllen der Nerven im Zentralen Nervensystem, betroffen. Ihr Myelin umgibt wie eine Isolationsschicht die Nervenenden, die blitzschnell Impulse weiterleiten sollten. Wird das Myelin angegriffen und zerstört, kommt es zu »Kurzschlüssen« im Rückenmark und im Gehirn, ähnlich wie bei einem elektrischen Kabel, das bloßliegt. Dann ist die Funktion des angeschlossenen Gerätes/Körperteiles nicht mehr gewährleistet.

Autoaggression. Ich konnte dieses Wort übersetzen, ich verstand seine einzelnen Bestandteile, aber ich begriff nicht wirklich, was es im Gesamtzusammenhang bedeutete, nämlich: Wo bin ich aggressiv gegen mich selbst? Nur diese eine Frage ist erforderlich, wenn man sich die beantworten kann, ist man ein gutes Stück weiter, und diese Frage stellt einem kein Schulmediziner, wirklich keiner.

Weshalb kämpfe ich gegen mich, weshalb richte ich meine Aggression nach innen und nicht nach außen? Stellen Sie sich diese Frage ruhig! Sie werden nichts entdecken, was Sie zu einem echten Bösewicht macht! Kein schreckliches Aggressionspotential werden Sie finden, keine Sorge! Aggression ist so ein großer, ganz schrecklicher Begriff für im Grunde ganz harmlose Dinge. Aggression ist ein Wort, das uns Angst einflößt. In der Autoaggression erst wird lähmend, was im Kontakt mit dem Auslöser der Aggression vielleicht mal gerade zu einem ärgerlichen: »Sag mal, spinnst du?« geworden wäre.

Ich kenne die Gelegenheiten, bei denen ich dieses »spinnst du« vermeide, in denen ich statt dessen auf mich selbst losgehe, bei denen die Wut, der Ärger auf mich dann ungleich größer ist, aber eben nicht die anderen, sondern *mein* Myelin angreift, *mein* Myelin zerfrißt und so *meine* Beweglichkeit immer stärker einschränkt.

Wo sich mein Myelin auflöst, sollten eigentlich die Informationen blitzschnell ans Gehirn (heiß/kalt, spitzig/stumpf) bzw. vom Gehirn an den Muskel (anspannen/loslassen) weitergeleitet werden. Dort sitzt jedoch mein mentaler Widerstand und verhindert diesen Austausch. Immer und immer wieder habe ich den Augenblick verpaßt! Und ich weiß aus unzähligen Gesprächen mit anderen Erkrankten, daß es ihnen ähnlich geht. Dieser Ärger, den ich nicht spontan ausdrücken kann, der sich bei mir einnistet, wendet sich gegen mich. Er konserviert sich über Jahre hinweg.

Vor kurzer Zeit noch ist mir – es ist mir fast peinlich, das hier zu schreiben – jeder Ärger aus meinen Beziehungen im Gedächtnis gewesen, den ich nicht geäußert habe. Ich habe über die Jahre hinweg nichts davon vergessen, der Ärger nagte, richtete sich immer wieder gegen mich, zog meine Gedanken in die Vergangenheit. Längst war ich geschieden, ich hatte überhaupt keine Gelegenheit mehr, ihn dort abzuladen, wo er eigentlich hingehört hätte. Der Klügere gibt nach ... Ich fühlte mich gut, wenn ich mich klüger wähnte als die anderen ... Aber krank gemacht hat es mich auch.

Nein. Ich bin nicht so friedlich, nicht so sanft wie ich mich früher gab. Ich bin zwar harmoniebedürftig und habe es viel lieber, wenn ich ohne Streit leben kann, aufgrund meines Wesens ebenso wie wegen meiner fast panischen Angst vor Auseinandersetzungen. Aaaaber ...

Meiner Selbsterkenntnis war das über Jahre hinweg nicht dienlich. Viele Menschen und auch mich habe ich um etwas ganz Entscheidendes betrogen: um eine ehrliche Auseinandersetzung.

Autoaggression, ich kann es gar nicht oft genug schreiben, ist von mir selbst gegen mich selbst gerichtete Wut, es ist der unglaubliche Zorn, es ist der kleine Ärger, eben die ganze Palette der Gefühle, von denen ich immer glaubte, daß ich sie anderen ersparen muß. Den Ausdruck lähmende Stille hat wohl jeder schon einmal gehört: Je stiller ich nach außen hin wurde im Verlauf meiner Krankheit, desto autoaggressiver wurde ich im Umgang mit mir. Denn Gefühle sind Energien, und Energien verschwinden nicht einfach aus dieser Welt, sie erzeugen immer eine Realität. Wenn sich die Aggressivität nicht nach außen richten kann, dann richtet sie sich eben nach innen. So wie sich das Immunsystem, das uns ja eigentlich schützen sollte, gegen den eigenen Körper richtet, so wenden sich nicht ernst genommene Gefühle gegen den, der sie gewohnheitsmäßig ignoriert. Dafür konnte ich mich sonnen in dem Bewußtsein, daß ich nicht streite. Heute kann ich entspannt hinzufügen: leider noch immer zu wenig. Es gab meine geförderte Seite, für die ich viel Bestätigung, Lob und Anerkennung von meiner Mutter erhielt. Natürlich auch von anderen, denn die meisten Menschen haben es ja gerne, wenn man sie freundlich behandelt, sie sich ernst genommen, respektiert und gemocht fühlen, bei einem kleinen Mädchen ist das so, bei einer jungen Frau nicht anders.

Sicher ist dieser Persönlichkeitsanteil im Laufe meines Lebens überproportional gewachsen, hat mir einige Zeit Selbstwertgefühl vermittelt, das allerdings auf recht wackeligen Beinchen stand. Es war abhängig von der Zuneigung, die mir andere entgegenbrachten, weil ich war, wie ich war. Wenn diese Akzeptanz aus irgendeinem Grund nicht kam, für mich aber wichtig war, dann geriet ich in Panik. Meine Erwartungshaltung, die dann nicht erfüllt wurde, hatte zur Folge, daß ich mich noch mehr bemühte, den anderen durch meine Nettigkeit zu erobern.

Das ständige Lob und die Liebe meiner Mutter, die für mich zunächst ganz einfach zu bekommen war, hat mir vor allem zu einer recht schrägen Selbsteinschätzung verholfen. Ich war schlichtweg der Meinung, daß ich jeden Menschen in jeder Situation dazu veranlassen konnte, nett zu mir zu sein, eventuell sogar, mich zu mögen. Gelang mir das nicht, dann war ich völlig konsterniert und wirklich total verunsichert. Selbstverständlich gab und gibt es immer wieder Menschen, bei denen mir das völlig egal war. Doch wenn mir dieser Mensch wichtig war, konnte ich mir einfach nicht sagen: Tja, dann halt nicht!

Es ist wie eine Sucht, die körperlichen Symptome sind wie bei einem Entzug, der körperliche und seelische Schmerzen zufügt. Obgleich ich zu der intellektuellen Einsicht durchaus in der Lage bin, daß es möglich sein muß (für manche Menschen), mich nicht zu mögen, halte ich es emotional dann doch nicht aus. An dieser Stelle fühle ich mich eins mit vielen, vielleicht sogar mit allen meiner Leidensgenossen, denn wenn ich mich so umschaute in den Kliniken, waren alle wirklich reizend. Es kann doch kein Zufall sein, daß mir dort niemals ein echtes Ekel über den Weg gelaufen ist. Sollte eine solche MS-Klinik einen Querschnitt durch die bundesdeutsche Bevölkerung darstellen, dann müßte sich dort zumindest ein gewisser Prozentsatz von aggressiven und wenig verbindlichen Menschen einfinden. Es ist aber nicht so! Meiner Erfahrung nach ist es tatsächlich sehr selten einmal passiert, daß sich Kranke mit dem Personal oder mit Zimmergenossen angelegt haben. Ist man jedoch in der Lage, immer nett und freundlich zu sein, selbst in so belastenden Situationen wie bei einem Krankenhausaufenthalt, dann ist man entweder ein Heiliger, oder man hat begonnen, die eigenen Gefühle nicht ernst zu nehmen, nicht auf sie zu reagieren, ihnen keinen Ausdruck zu verleihen. Das ist nun wiederum kein Zeichen von besonders edlem Altruismus, das ist vielmehr ein Flüchten vor den beängstigenden Gefühlen, die eine Auseinandersetzung auslösen könnte. Es ist – da bin ich mir sicher – ein Zeichen von MS.

MS beginnt mit dem gewohnheitsmäßigen Verdrängen von Gefühlen, die der negativen Skala zugeordnet werden. Mit gelegentlichem Beiseiteschieben von Ärger, Zorn, Wut und Entrüstung lebt der gesunde Rest der Bevölkerung, oder jedenfalls der nicht an MS erkrankte, ja recht munter. Und davon allein wird man ja auch nicht krank.

Ich möchte hier zwei Beispiele nennen, die mir bei zwei völlig unterschiedlichen Frauen eindrucksvoll gezeigt haben, wie dieses Verdrängen abläuft: Bei allen diesen Verdrängungsstrategien geht es nur um eines: die eigenen Gefühle nicht spüren zu müssen.

Es war bei meinem letzten Aufenthalt in der Klinik, einige Tische weiter saß eine Frau etwa meines Alters. Ich fand sie nett, wollte sie näher kennenlernen, was in der Regel gar kein Problem ist in einer MS-Klinik, weil die meisten – natürlich – sehr freundlich und kommunikativ sind. Und wir kamen schnell ins Gespräch, hatten auch einen Anknüpfungspunkt, weil ich sie untertags bei einem Gewaltmarsch durch den Park gesehen hatte. Sie ging nicht gut, mit zwei Krücken, und ich sah aus meinem Fenster, wie sie losmarschierte. Sie wirkte so wildentschlossen, daß mir klar war: Sie hatte sich die große Runde vorgenommen. Beim Zurückkommen sah ich sie wieder und hatte meine Zweifel, ob sie es wirklich schaffen würde bis zum Haus.

Später sprach ich sie im Speisesaal darauf an und fragte, ob sie sich da nicht etwas zu viel vorgenommen hatte. Sie nickte lächelnd, und wir unterhielten uns ein wenig, vereinbarten für den Abend eine Runde durchs Haus zu laufen, denn drinnen ist es einfacher als draußen.

Dabei erkundigte ich mich dann ein bißchen eingehender nach ihren Erfahrungen vom Nachmittag und meinte: »Ich finde es immer schrecklich traurig, wenn ich so spüre, daß der Bewegungsablauf immer schwieriger, der Radius immer enger wird.«

Damit würde sie sich nicht aufhalten, sich solche negativen Gedanken zu machen, meinte sie sehr entschieden. »Ich schau dann nach vorne und versuche, mein Ziel trotzdem zu erreichen. Es würde mich ja nur traurig machen, wenn ich mich mit diesen schmerzlichen Gefühlen aufhalten würde.«

Hatte ich früher, als es mir von Jahr zu Jahr schlechter ging, nicht ganz genauso gedacht? Nichts wie weg mit diesen ärgerlichen Gefühlen! Jetzt leidest du schon unter der Krankheit, dann laß dich nicht auch noch von diesen Gefühlen quälen.

Aber umgekehrt wird ein Stiefel draus!

»Ich bin froh, daß ich diese Gefühle wieder spüren kann«, antwortete ich ihr deshalb.

Viel geholfen hat es allerdings nicht, und ich gebe dann ganz schnell klein bei, gerade weil ich ja selbst so genau weiß, daß es nur zum richtigen Zeitpunkt möglich ist, solche Gedanken anzuregen. Sie reagierte, ebenso wie eine Frau, die sich uns bei unserer Runde angeschlossen hatte, mit Abwehr. Trotzdem blieb ich bei dem Versuch und sagte noch: »Ich versuche einfach, nicht mehr so drakonisch mit mir umzugehen, meine Gefühle sehr ernst zu nehmen.«

»Würde mich viel zu traurig machen«, war ihre Antwort. »Und wem nützt das?«

Seit ich weiß, worauf ich zu achten habe, fällt mir bei mir selbst, aber auch bei anderen MS-Patienten immer mehr auf. So viele Sätze im Konjunktiv wie in einer MS-Klinik hört man an keinem anderen Ort! »Ich würde sehr gerne Kreuzworträtsel machen, aber ich fange gar nicht erst an damit, ich würde sie ja sowieso nicht fertigbekommen.« Die Frau im Nebenbett seufzt. Sie erhebt sich unendlich langsam mit den Worten: »Ach, ihr lieben Leute«, die sie mehrmals am Tag einfach in den Raum stellt, obgleich nur wir zwei anwesend sind.

Öfter sagt sie auch, ohne akuten Anlaß: »Weißt du, ich rege mich über nichts mehr auf, das ist doch reine Energievergeudung.« (Ob sie sich gerade in diesem Moment geärgert hat, vielleicht über mich?) Und immer wieder Sätze wie diesen: »Diesen Rollstuhl hätte ich damals schon sehr gern gehabt, aber ich konnte ihn deshalb ja nicht einfach nehmen, der andere ist sicher besser für mich.«

Die Art, wie sie sich klein macht, wie sie ihre im ersten Satzteil gemachten Äußerungen im zweiten Teil ohne jede Not zurücknimmt, ja sogar entwertet! Ihre Tendenz, sich auf der Stelle für wirklich jede spontane Regung wie für eine Blähung zu entschuldigen! Dauernd bittet sie für irgendeine Kleinigkeit um Entschuldigung!

Vorsichtig versuche ich gleich am ersten Tag, sie davon abzubringen, sich andauernd bei mir zu entschuldigen. Am Abend gipfelt ein Gespräch in dem Satz: »Oh, nun habe ich mich schon wieder entschuldigt, tut mir leid.«

Ich sehe sie mehrmals am Tag schwankend zur Türe des Zimmers schlurfen, das wir die nächsten Wochen teilen sollen. Sie hat ein Hilfsmittel dabei, ihren Rollator, den man wie das Einkaufswägelchen vom Supermarkt vor sich herschiebt. Er ermöglicht, die verlernten Gehbewegungen wieder einzuüben bzw. die Gleichgewichtsstörungen zu mildern. Rollatoren schiebt hier jeder zweite über die langen Klinikgänge, sie sind im Haus nahezu vor jedem Zimmer anzutreffen, wenn sie nicht schon dem Rollstuhl gewichen sind, der die nächste Etappe darstellt.

Sie sagt: »Ich lasse den Rollator draußen vor der Türe stehen, damit er dich nicht stört.«

Das ist an sich ein völlig normales soziales Verhalten. Auch jemand, der nicht an MS erkrankt ist, wird ja so rücksichtsvoll sein, den Weg zum Bett des Zimmernachbarn nicht mit einem solchen Gerät zu verstellen. Aber die Art und Weise, wie jeder einzelne Satz mit durch und durch rücksichtsvollen Floskeln angefangen bzw. mindestens beendet wird, ist einfach typisch für dieses Haus. Hier wundert mich immer, daß überhaupt einer den Aufzug betritt, vor lauter Zurückhaltung und Höflichkeit.

Wenn meine Bettnachbarin ohne ihren Rollator geht, ist sie noch unsicherer auf den Beinen. Mir fällt ihre gebeugte Haltung auf, sie ist eine schmale, alterslose Person, die aussieht, als trüge sie eine ungeheuer schwere Last, als fürchte sie, unter ihr zusammenzubrechen und zu stürzen. Sie fühlt sich als Opfer in allen Situationen, in allen Beziehungen. Sie seufzt unablässig, niemals streckt sie sich energisch durch, niemals erhebt sie die Stimme, niemals lacht sie. Sie duzt mich vom ersten Tag an, denn wir haben doch hier alle dieselbe Krankheit, meint sie ...

Sie, an deren Vornamen ich mich bezeichnenderweise gar nicht erinnere (obgleich ich ihn sowieso verändert hätte, wenn ich ihn noch wüßte), ist nicht lange geblieben, hat den Aufenthalt vorzeitig abgebrochen, es hat ihr nicht gefallen. »Ach ja, die Ärzte, das Personal, nein weißt du, ich glaube nicht, daß mir das was bringt. Ich habe der Nachtschwester schon Bescheid gesagt, nein, da sage ich nichts mehr. Der Arzt wollte mich noch sprechen, aber was soll das noch? Ich fahre einfach nach Hause.«

Ja, sie war mir unangenehm, und zu genau weiß ich, weshalb. Sie hielt mir unbarmherzig einen Spiegel vor, ein Zerrbild, in dem ich mich nur sehr ungern wiedererkannte mit ihrer Kontaktverweigerung. Wir haben schließlich beide die gleiche Krankheit und ihr dauerndes »Es-macht-mir-gar-nichts-aus« erinnerte mich an meine eigenen Worte, die doch so häufig unaufrichtig waren. Denn mir machte vieles etwas aus, ich sagte es bloß nicht!

Wer meine damalige Zimmergenossin und mich vergleicht, wird auf den ersten Blick keine ähnlichen Strukturen entdecken. Aber ich erkenne sie.

Das gewohnheitsmäßige Verdrängen allein wird noch keine MS auslösen. Es gibt jedoch noch einige Steigerungen von dieser Unart, erst dann wird es prekär.

Zunächst kurz zur hohen Schule des Gefühleverdrängens, wie ich es immer wieder bei mir und den anderen erlebt habe. Dazu gehören gefühleverhindernde und gefühlebeschönigende Redensarten und Phrasen, vor die man immer den Satzteil: *Das hat mich wirklich verletzt, aber:* setzen könnte, damit sie der Wahrheit wenigstens ein wenig entsprechen.

Das hat mich wirklich verletzt, aber: Das kann ich doch gar nicht verlangen.

Das hat mich wirklich verletzt, aber: Ist ja nicht so schlimm.

Das hat mich wirklich verletzt, aber: Er hat es ja nicht so gemeint.

Das hat mich wirklich verletzt, aber: Das habe ich sicher falsch verstanden.

Das hat mich wirklich verletzt, aber: Ich bin wirklich zu empfindlich.

Das hat mich wirklich verletzt, aber: Das konnte der ja nicht wissen.

Das hat mich wirklich verletzt, aber: Bin ja selbst schuld, das mußte ja so kommen.

Das hat mich wirklich verletzt, aber: Wahrscheinlich hat sie irgendwie sogar recht.

Das hat mich wirklich verletzt, aber: So kann ich doch nicht reagieren, das wäre ziemlich blöd von mir.

Das hat mich wirklich verletzt, aber: Da rege ich mich doch gar nicht auf.

Das hat mich wirklich verletzt, aber: So etwas betrifft mich überhaupt nicht.

Das hat mich wirklich verletzt, aber: Da steh ich doch haushoch drüber.

Das hat mich wirklich verletzt, aber: Das kann mich doch nicht verletzen!

Bei diesem letzten Satz erkennt man dann plötzlich, wie grotesk und selbstzerstörerisch diese Aussprüche eigentlich sind.

Natürlich sind das Gedanken, die auch Menschen haben, die nicht an MS leiden, aber längst nicht so häufig, nicht als Reflex, nicht als Standardeinschränkung. Natürlich merken auch wir es, wenn uns jemand verletzt! Wir spüren es aber nur ganz kurz und dann: Weg damit, denn es tut weh!

Weshalb denke ich so, warum denken die anderen so? Um die Emotion zu vermeiden, die andernfalls aufsteigen könnten? All das denke ich, um meine Betroffenheit zu vertuschen, vor mir selbst und vor den anderen, um eine Mauer um mich zu ziehen, die andere daran hindern soll, mir auf die Schliche zu kommen. Wobei?

Sie sollen nicht bemerken, daß ich durchaus einen eigenen Kopf habe, daß ich durchaus etwas will für mich, daß ich eben kein Altruist bin, kein braves Kind, und – das ist fast das Allerwichtigste: Ich will es nicht spüren, nicht reagieren müssen, wenn etwas mich traurig, unsicher oder wütend macht. Ich will anderen keine Grenzen setzen müssen, weil ich es nicht kann. Auf diese Art schütze ich mich, weil ich sonst meine Gefühle nicht aushalten würde. Und wenn es wirklich zu einem Streit kommt, dann kann ich die Schläge nicht dosieren, wie beim Tennis landen sie entweder im Aus oder im Netz. So mit Vergnügen hin und her spielen, das lerne ich nie.

»Silvester ist immer ganz schrecklich für mich, alles ist so laut und aggressiv, ich halte das wirklich nicht aus«, sagt Renate, die wie ich auch voll von »ganz normalen negativen Emotionen« steckt, die sie natürlich überhaupt nicht spüren bzw. haben möchte. Es sind diese Gefühle, die uns ängstigen, die wir ablehnen, und wenn sie doch aus dem Untergrund auftauchen, plötzlich da sind, bemühen wir uns, sie perfekt vor uns und anderen zu verbergen, sie möglichst überhaupt nicht wahrzunehmen, denn sie verursachen uns Schuldgefühle – und damit sind wir einerseits wieder beim Kinderzimmer, aber andererseits schon wieder bei einem ganz brisanten Punkt.

Schuldgefühle und kein Ende

Gespräche mit anderen Erkrankten, die ich natürlich nicht mit Fragen konfrontieren wollte, die sie mir wahrscheinlich nicht hätten beantworten können, halfen mir zunächst nicht weiter. Bis ich nach langen Irrwegen entdeckte, daß zwei Faktoren sich bei mir offenbar unlösbar miteinander verknüpft hatten: mein katastrophales Selbstwertgefühl und meine Tendenz, mich mit Schuldgefühlen zu quälen. Und immer wenn es mir gelungen war, mein Selbstwertgefühl ein wenig »hochzupäppeln«, dann kam ein Schuldgefühl und machte wie ein Bulldozer alles wieder platt.

Schuldgefühle entstehen auf zweierlei Art, beide Varianten sind quälend und lassen den, der sie produziert, nicht mehr aus ihren Klauen, weil sie in sich schon jede Möglichkeit ausschließen, sie aufzulösen. Sie sind ein ganz zentrales Thema, wahrscheinlich das zentralste bei unserer Krankheit.

Gefühle permanent zu verdrängen führt ganz zwangsläufig zu diesem »Terror im Kopf«, es gibt kein Wort, das den Begriff Schuldgefühl treffender umschreibt. Ich denke, daß die Furcht, man könnte irgend etwas falsch gemacht haben, weshalb man an MS erkrankte, im Thema Schuldgefühl ihre Wurzeln hat. Die Neigung, ständig und auf allen Gebieten nach Perfektion zu streben, ist unter Menschen mit MS sehr verbreitet, auch wenn sie nur im verborgenen blüht.

Ein Schuldgefühl hat nichts, überhaupt nichts mit echter, realer Schuld zu tun, das müssen wir uns ganz am Anfang klarmachen. Natürlich gibt es Schuld im Leben, doch das ist nicht gemeint mit dem Wort Schuldgefühl.

Die erste Kategorie von Schuldgefühlen basiert auf dem sogenannten Über-Ich, das sind die Stimmen von Eltern, Erziehern und all den Menschen, die noch immer über uns mitbestimmen, obwohl wir längst erwachsen sind, uns nicht mehr über Regeln definieren müssen, die andere uns aufstellten. Sie haben uns früher einmal beigebracht, was gut und was böse ist. Und wenn wir es zulassen, dann reden sie noch heute alle mit, erwarten von uns, daß wir etwas Bestimmtes tun bzw. lassen. Und beides möglichst gleichzeitig. Diese »Sollte-Gedanken«, die jedem MS-Kranken wohlvertraut sind, sind verantwortlich für den Terror im Kopf, der immer wieder von vorn anfängt.

Und obwohl meine andere, ich möchte sie aufgrund meines heutigen Wissens einmal meine »gesunde« Seite nennen, sich oft aufbäumte, zornig wurde, Sturm lief gegen die »Sollte-Gedanken«, unterlag sie denjenigen meines strengen Über-Ichs, das sich auf den Standpunkt stellte: Nein, dieses Gefühl (es war bloß ein Gedanke!) solltest du jetzt nicht haben.

Wenn sich Gedanken der ersten Kategorie im Kopf feindlich gegenüberstehen, führt das zu erheblichen inneren Konflikten. Diese Gedanken sind die Folge von Entscheidungen, die wir irgendwann getroffen haben. Wenn es uns nun gelingt, dem eine andere Entscheidung folgen zu lassen, die wir aus freiem Willen und aufgrund reiflicher Überlegung treffen, dann ist dieses Thema auf der Stelle vom Tisch!

Je weiter ein Beispiel räumlich entfernt ist, desto einleuchtender kann es sein: Beispielsweise denken manche Männer im Iran, alle Frauen sollten einen Tschador tragen. Sie denken also, etwas »sollte« anders sein, als es offenbar ist, denn die restliche Welt teilt diese Meinung nicht.

Hier wird ziemlich schnell deutlich: Es ist wirklich nur ein Gedanke, der da häufig mit sehr viel Emotionen überfrachtet als »Sollte-Gedanke« daherkommt. Trotzdem bleibt es ein Gedanke, eine Meinung, die wir in Mitteleuropa nicht vertreten. Und auch der Mann im Iran kann sich anders entscheiden, wenn er nur will.

Wenn ich denke: Zwar bin ich wütend, aber ich sollte es nicht sein, weil ..., kann auch ich eine neue Entscheidung treffen und mir sagen: Ab heute darfst du wütend sein.

Inzwischen weiß ich, daß ich jeden »Sollte-Gedanken« sofort vom Tisch wischen muß, denn er steht nur für eine Ansicht, einen Gedanken, und er versucht, sich bei mir immer gegen ein Gefühl durchzusetzen, das zuerst da war, das seine Berechtigung hat. Ich bin nun mal sehr schnell bereit, meine Gefühle meinen Gedanken unterzuordnen, weshalb ich besonders vorsichtig mit diesen Sollte-Gedanken sein ... sollte, denn sie machen krank – vor allem dann, wenn das nicht durch eine bewußte Entscheidung geschieht, sondern einfach aus Angst davor, was passieren würde, wenn ... nicht.

Doch nun zur zweiten Kategorie. Sie war bei mir die alles entscheidende, zu ihr gehören Schuldgefühle, die man anfangs nur ausgesprochen diffus spürt, sie kommen aus einer anderen Ebene, tauchen kurz auf, verschwinden dann meist wieder. Wenn sie sich erst einmal als Dauergäste einnisten, dann wird man sie nicht so schnell wieder los. Sie erscheinen, wenn man sich selbst und seinen Lebensplan nicht verwirklicht, seiner eigenen und ganz individuellen Bestimmung in einem höheren Sinn zuwiderhandelt: Wenn jemand z. B. mit großem Temperament ausgestattet ist und sich nicht erlaubt, diese Gabe kreativ zu leben, wenn jemand sich selbst unterdrückt, einen entscheidenden Persönlichkeitsanteil ausschaltet – nicht aufgrund wohlüberlegter Entscheidung, sondern aus Angst davor, sich einmischen zu müssen, mitzukämpfen und gegebenenfalls auch zu verlieren. Ich hätte damals nicht sagen können, wie mein Lebensplan überhaupt aussah, aber irgend etwas in mir wußte genau: so auf keinen Fall!
Hier ist der Punkt, an dem vor vielen, vielen Jahren meine Anlage zu MS entstand, ich habe es intuitiv gespürt, daß etwas schiefläuft, bin sogar freiwillig und frühzeitig in eine Therapie gegangen deswegen. Ich wußte, daß da etwas war, aber ich konnte diesen

Punkt nicht aufdecken, weil ich ihn damals noch nicht fand.

Wer sich auf der Ebene seiner tiefsten Existenz nicht verwirklicht, sich sogar verletzen läßt, sich nicht behaupten, nicht wehren kann, nicht augenblicklich Respekt einfordert, sondern sich immer wieder zurücknimmt, vor lauter Angst, sich streiten zu müssen, der muß irgendwann anfangen, sich deshalb schuldig zu fühlen, weil er seine eigene Persönlichkeit, sein Potential untergräbt. Weil er – selbst wenn sich das nun abgehoben anhört – nicht erfüllt, wofür er hier auf Erden angetreten ist. Ich bin ganz bestimmt hier angetreten, um großzügig und liebevoll mit anderen Menschen umzugehen, zu helfen, wo es mir möglich ist, aber nicht, um mich von ihnen unterbuttern zu lassen oder um es wegzustecken, wenn man mich verletzt, weil das meine Abwehrkräfte auf den Plan rufen sollte, die auch da sind.

Es ist wahr, daß es Menschen gibt auf dieser Welt, die sich immer und ohne dies als schmerzlich zu empfinden, völlig zurücknehmen können, sie sind zufrieden damit, es verletzt sie nicht, und deshalb werden sie nicht krank davon. Es gibt Frauen, die lassen sich ihr Leben lang von ihrem Ehemann über den Mund fahren, obgleich sie ihn für einen Dummschwätzer halten, und sind doch nicht unzufrieden. Wenn ich dies von mir behaupten würde, dann wäre das gelogen. Mir tut es unendlich weh, wenn ein mir nahestehender Mensch mich nicht als gleichwertig behandelt, mich nicht respektiert, und heute kann ich es ihm sagen und brauche nicht mehr stumm unter solchen Bedingungen zu leiden.

Das genau war es, was mir ständig dieses quälende Gefühl vermittelte, etwas falsch gemacht zu haben, als ich das erste und auch das zweite Mal im Krankenhaus lag. Ich dachte jahrelang, daß ich deshalb dort lag, weil mein Unwille, mein mentaler Widerstand gegen das Verhalten meiner Partner in beiden Situationen böse und gemein gegen sie gewesen war. Daß ich dort war, weil ich mich selbst schlecht behandelt, mir selbst seelische Schmerzen zugefügt hatte, auf diese Idee bin ich überhaupt nicht gekommen. Ich hatte nur gelernt, anderen nicht weh zu tun. So gut hatte ich das gelernt, daß ich nicht einmal zurückschlagen konnte, als es wirklich nötig gewesen wäre.

Ein Mensch reagiert mit Krankheit nur dann, wenn er sich selbst verletzt. Es wird keiner krank davon, daß er andere schädigt. Krank wird man nur, wenn man sich selbst unterdrückt. Damals habe ich wirklich ständig überlegt, wem ich etwas angetan haben könnte, weil ich krank geworden bin. Heute weiß ich es: Ich bin das Opfer gewesen, mein Opfer!

Ich hatte mich nicht auseinandergesetzt, mich nicht gewehrt, und das habe ich mir unendlich übelgenommen. An genau dem gleichen Punkt bekommen auch andere MS-Patienten, denen gleichfalls dieses Gefühl von Schuld und Versagen im Zusammenhang mit ihrer Erkrankung kommt, ihre schweren Schübe, die gravierenden Verschlechterungen, denn auch sie haben – möglicherweise aus völlig anderen Gründen als ich – nicht gelernt, sich zu behaupten.

Die Anspannung hat mich in beiden Fällen fast zerrissen, zwei meiner Persönlichkeitsanteile lagen da im Widerstreit. Auf der einen Seite das kleine angepaßte Mädchen, das auf gar keinen Fall streiten durfte, es nie gelernt und entsetzliche Angst davor hatte. Ihm gegenüber stand das verwöhnte und auch stolze und von sich sehr überzeugte Kind meiner Mutter, das immer nur Bestätigung, leider auch für sein Streitvermeidungsverhalten, bekommen hatte und das nun völlig ratlos war von der Behandlung, die ihm widerfuhr, obwohl es sich doch so bemüht hatte, alles richtig zu machen.

Hätte ich irgend etwas anders machen können? Nein, mit allen meinen Beziehungswünschen, die ich zu Peter hatte, wäre ich im entscheidenden Augenblick so oder so auf verlorenem Posten gestanden. Denn für welche Seite ich mich auch entschied, es wäre immer verkehrt gewesen, hätte ich mich nämlich gewehrt und Peter deshalb verloren, dann säße ich ja gleichfalls in der Falle meiner Schuldgefühle.

Und das Teuflische, das Schuldgefühle permanent hervorruft, ist: Wie durch ein Spinnennetz sind alle Komponenten untereinander verbunden. Wenn ein Gedanke sich an irgendeiner Stelle dieses Netzes niederläßt, dann löst er durch diese eine Berührung eine furchtbare Kette von Reaktionen im Kopf aus, die uns terrorisiert und nicht mehr aufatmen läßt, das Karussell der »Sollte-Gedanken« beginnt sich beinahe unabhängig von uns zu drehen, einer löst den nächsten aus und ab, es sind Gedanken, die den Selbstwert immer weiter reduzieren. Denn die andere Kategorie, die des Über-Ichs greift nun ebenfalls ein, sie fordert natürlich das genaue Gegenteil, und was nun?

Es hat sehr lange gedauert, bis mir überhaupt der Gedanke kam, daß andere nicht denselben Kampf im Kopf ausfochten wie ich. Damals hielt ich diesen Kreislauf, der sich fast unbemerkt abspielte, ja wirklich noch für aus meinem Innersten kommende, sehr berechtigte Werte, denen ich Folge leisten wollte. Perfekt wollte ich in jeder Hinsicht sein, es war mir unglaublich wichtig, besser zu sein als alle.

Ich kenne keinen Menschen, der sich nicht hin und wieder bei einem Schuldgefühl ertappt. Was sich allerdings Menschen mit MS in dieser Hinsicht leisten, ist wahrhaft beängstigend – meine Gespräche haben mir dies bestätigt. Vorwürfe, die man sich immer wieder sehr unerbittlich macht, grenzenloser Perfektionsanspruch, Schuldgefühle, alles das kommt nicht gerade aus einem besonders liebevollem Umgang mit sich selbst.

Martina, die so viel Temperament hat, daß sie es einfach nicht völlig vermeiden kann, gelegentlich in Auseinandersetzungen zu geraten mit ihrem Mann, ist hinterher voller Schuldgefühle, fühlt sich immer entsetzlich schlecht. Auch in anderen Fällen, in denen sie den Mund nicht halten kann, sind Schuldgefühle die Konsequenz. Und wenn sie ihn doch hält, dann fühlt sie sich nicht etwa gut. Nein, es tauchen die Schuldgefühle der zweiten Kategorie auf und machen sie fertig. Denn sie ist nun mal nicht zum stillen Duckmäusern auf dieser Welt angetreten.

Eigentlich ist es völlig gleichgültig, woher diese Schuldgefühle kommen: Sie sind so überflüssig wie ein Kropf, helfen keinem und schaden uns nur. Selbst wenn Sie jemanden gemeuchelt hätten (und wer hat das schon), erlangt der sein Leben nicht wieder, wenn wir Schuldgefühle produzieren.

Wir können versuchen, aus einer früheren Missetat etwas zu lernen, aber dann dürfen wir sie uns vergeben und sie vergessen, weitergehen, bei der nächsten Gelegenheit die Chance ergreifen, es anders zu machen.

Ich und meine Schuldgefühle sind jetzt Vergangenheit, MS-Kranke und ihre Schuldgefühle sind ein Thema ohne Ende. Sie lassen nicht nach, sich alle möglichen Handlungen oder Unterlassungen vorzuwerfen, behalten die Dramen, die sich wirklich ausschließlich in ihren eigenen Köpfen abspielen (denn es sind nur Gedanken!), aber immer für sich. Schuldgefühle sind Ängste. Die Angst davor, einen Fehler gemacht zu haben, die Angst vor Ablehnung, vor Strafe, Angst vor Blamage, Angst vor Versagen.

Sie kommen nicht wirklich aus der Emotion, obgleich sie *Schuldgefühle* genannt werden, sind jedenfalls keine reinen Emotionen, und nur deshalb können sie uns so quälen. Nicht immer, aber häufig sind sie selbstgeschaffene Begrenzungen, und es liegt nur an uns, ob wir sie beibehalten wollen oder nicht, denn sie helfen keinem auf dieser Welt, schaden jedoch dem, der sich davon unterdrücken und quälen läßt.

Zugrunde liegt ihnen die existentielle Frage, die bei Menschen mit MS im Zentrum der Identifikation steht. Die Frage lautet: Bin ich gut genug, erfülle ich die an mich gerichteten Ansprüche auch wirklich?

Menschen mit MS sind (zumeist unbewußt) verzweifelt bemüht, alles im Leben richtig zu machen. Sie vermeiden es tunlichst, mit einer ganz konkreten Frage in Kontakt mit dem Adressaten ihrer Schuldgefühle zu kommen. Eine einzige Frage könnte schon alles klären, doch die Angst davor ist viel zu groß. Als es mir klarwurde, daß ich nicht fragte, weil ich noch aus meiner Kindheit Angst davor hatte, mich dadurch unbeliebt zu machen, habe ich es versucht: Und mehr als einmal erfahren, daß etwas, was mir so heftige Schuldgefühl verursachte, mich wirklich tagelang beschäftigt und sehr betrübt hat, bei dem anderen (den ich glaubte, entsetzlich verletzt zu haben) überhaupt nicht so angekommen war, wie ich es mir in meinem Schuldgefühletrauma ausgemalt hatte. Der hatte überhaupt nicht wahrgenommen, was ich mir so verübelte.

Andererseits sind in dem Zusammenhang zweimal auch Begebenheiten zur Sprache gekommen, wegen derer bei mir (O Schreck!) überhaupt keine Schuldgefühle aufgetreten waren, obgleich ich damit, ohne es zu merken, tatsächlich jemandem empfindlich auf die Zehen getreten war.

Was der Beweis schlechthin dafür ist, daß Schuldgefühle etwas sind, was sich tatsächlich ausschließlich im eigenen Kopf abspielt. Sie sind also selbstgemacht, weshalb sollten wir sie dann nicht auch selbst abstellen? Wenn man sich einmal klarmacht, welche Lappalien da oft auf einer Seele lasten, als hätte man die Kronjuwelen geklaut!

Ein Schuldgefühl ist eine Sünde gegen das Leben, die permanente Beschäftigung damit bedeutet Dauerstreß, Stillstand, Stagnation, Lähmung. Unter Schuldgefühlen geht nichts voran, alles verharrt auf der Stelle. Wenn sie übermächtig werden, dann drücken sie den Lebensnerv ab.

Ich hatte für mich drei Faktoren entdeckt, die sich ständig gegenseitig auslösten, sich potenzierten und mich entsetzlich quälten: meine notorische Neigung, negative Gefühle auf der Stelle zu verdrängen, sie keine Sekunde in meinem Bewußtsein stehenzulassen, mein seit vielen Jahren ziemlich wackeliges Selbstwertgefühl und meine ewigen Schuldgefühle. Sie waren die Quellen, die meiner Krankheit immer weiter Nahrung zuführten – und die Mischung aus diesen drei Komponenten höre ich aus allen Gesprächen heraus, die ich mit anderen Erkrankten führe. Wie die Verteilung der jeweiligen Anteile im einzelnen sind, kann nur jeder für sich selbst entscheiden, doch es waren immer diese drei Elemente beteiligt.

Jedes von ihnen bedingt im Zusammenspiel mit nur einem der beiden anderen weitere Störungen des seelischen Gleichgewichtes. Verknüpfen sich mehrere Komponenten, wird es immer unausweichlicher.

Wer immer Teile seiner Persönlichkeit verbannt, kann kein gesundes Selbstwertgefühl aufbauen. Die Konsequenz meines gestörten Selbstwertgefühles mußte natürlich sein, daß ich meine von anderen nicht völlig akzeptierten Seiten immer wieder verbarg = verdrängte. Vor anderen, das wäre noch nicht so problematisch, aber leider auch vor mir selbst. Und da liegt die große Schwierigkeit, die eigenen Mechanismen aufzudecken, denn eine Seite von sich nicht spüren zu wollen, führt fast zwangsläufig dazu, daß man Gefühle nicht nur verdrängt, sondern auch damit anfängt, sie schon im Vorfeld zu eliminieren und Situationen so weit zu kontrollieren, daß sie nicht zum Auslöser von Gefühlen werden können, vor denen ich Angst habe. Der schon einmal erwähnte »kleine Schlenker« kommt dann wieder zum Tragen, damit eine Situation nicht außer Kontrolle geraten kann (außer meiner Kontrolle).

Von einer Mitpatientin weiß ich, daß sie sich diese vermaledeiten Schuldgefühle meist gar nicht eingesteht. Auf meine dahingehende Frage schüttelte sie überzeugt den Kopf, nein, so etwas habe sie zum Glück nicht. Erst nach ein paar Monaten, als wir uns wiedersahen, sprach sie mich unaufgefordert darauf an. Ich erfuhr: Vieles, was sie für ihre eigenen Überzeugungen gehalten hatte, war einfach übernommen. Diese Aufträge irgendwelcher Autoritäten konnten sich nahezu bis zum Verfolgungswahn bei ihr steigern.

Sie war eine moderne, gescheite junge Frau, wie es ja

viele MS-Kranke auf der einen Seite sind. Sie wirkte anfangs durchaus selbstbewußt auf mich, ich hatte den Eindruck, daß sie auf ihrer stabilen Seite sehr wohl wußte, was sie wollte. Sie gestand mir: »Mir ist erst jetzt klargeworden, was Sie mit dem Wort Schuldgefühl eigentlich meinten! Was da in meinem Kopf herumspukt, ist eine fatale Mischung aus religiösen, ökologischen und elterlichen Lebensweisheiten, Sie können es sich bestimmt nicht vorstellen.«

Und ob ich konnte, ich konnte wirklich! Ich wußte, wie wenig eigene Überzeugungen anfangs übrig bleiben, wenn man die fremden einmal über Bord geworfen hat.

Wir setzten uns ins Café, und sie erzählte mir, fast verschämt, ihren in abgewandelter Form ständig wiederkehrenden »Alptraum«. So gehe es ihr immer wieder, täglich und fast bei allen Dingen, die sie spontan tun möchte. Und immer muß sie dann anfangen, sich solche Einwände zu überlegen.

Sie sagt: »Aber dieser ganze Gedankenwust, der mich dann überfällt, bleibt immer ziemlich im Hintergrund, weshalb ich auf Ihre Frage auch mit einem Nein geantwortet habe. Es war mir wirklich nicht bewußt und ist mir erst kürzlich klargeworden. Jetzt allerdings könnte ich Ihnen jede Menge Beispiele dafür geben. Zum Beispiel letzte Woche: Ich hatte versprochen, einer Freundin gelegentlich etwas vorbeizubringen, die in meiner Nähe wohnt. Und dann hatte ich die spontane Idee, es ihr gleich zu bringen. Auf dem Weg zum Auto tuschelt eine innere Stimme: Kann sie sich das denn nicht selbst bei dir abholen, sie ist doch viel besser zu Fuß als du, du bist wirklich dumm, es ihr hinzufahren.«

Auch das kenne ich nur zu gut, und ich weiß auch, wie es weitergeht. Während sie ins Auto steigt, tuschelt eine weitere: »Klar, Umweltverschmutzer, fahr wenigstens mit dem Fahrrad, das kurze Stück!« Sie wird fast schon schwankend in ihrem Entschluß, da sagt die dritte: »Jaja, und dann nicht zu seiner Entscheidung stehen, du Flasche!«

»Man tut es dann trotzdem, oder man läßt es auch. Egal, die ständige Überlegung, ob es nun falsch oder richtig, gut oder böse ist, die ist immer dabei. Und das Allerschlimmste ist, wie auch immer ich mich entscheide, es ist verkehrt.«

Mit hilflosem Achselzucken fuhr die junge Frau fort: »So oder ähnlich geht es mir immer. Kaum daß ich einen Impuls verwirklichen will, verlangt einer dieser inneren Quälgeister das genaue Gegenteil und das immer mit einem Argument, das man nicht so einfach von der Hand weisen kann. Können Sie sich etwas Dümmeres vorstellen?«

»Das gehört leider – zwar nur am Rande – schon wieder in Richtung Schuldgefühl, Selbstvorwürfe gehören auch dazu. Du hättest doch ...«, antwortete ich.

»Wenn Sie so etwas auch darunter einreihen, dann ...«, erwiderte sie leise und fuhr erst nach einer ganzen Weile fort, »dann hat sich eigentlich fast mein ganzes Leben um Schuldgefühle gedreht. Denn immer dachte ich, das hättest du besser machen sollen oder schneller oder wenigstens schon ein biß-

160

chen früher. Wirklich zufrieden mit mir oder meinen Leistungen, also so richtig rundherum, bin ich fast nie, ich übe in Gedanken eigentlich ständig irgendwie Kritik an mir.«

Das kam mir unheimlich bekannt vor. »Daß ich das nicht gemerkt habe«, »Warum habe ich nur nicht besser drauf geachtet«, waren Gedanken, die mir mehr als vertraut waren.

»Schuld- und Minderwertigkeitsgefühle sind wohl nicht dasselbe, aber vielleicht haben sie ja die gleichen Wurzeln«, überlegte meine Tischnachbarin laut. »Ich verstehe eigentlich überhaupt nicht, wieso das bei mir so gekommen ist. Meine Eltern waren sehr liebevoll mit mir, sie haben mich wirklich kaum getadelt, auch nicht kritisiert, schon gar nicht gestraft.«

»Gegen so liebevolle Menschen kann man wirklich nicht opponieren und wohl auch keine Aggressionen zeigen«, stimmte ich zu, denn ich wußte ja, wie das war. War meine Mutter nicht ein ausgesprochen liebevoller Mensch gewesen?

»Will ich ja auch gar nicht. Müßte ich das denn tun?« fragte sie, plötzlich ausgesprochen ängstlich. Und dann verabschiedete sie sich ganz unvermittelt, und ich saß allein vor meinem Tee.

Am anderen Tag rief sie mich ziemlich verlegen an. »Ich mußte gestern einfach ganz schnell gehen. Mir war so zum Heulen zumute bei unserem Gespräch. Ich war auf einmal so durcheinander. Solche Gespräche tun mir überhaupt nicht gut, ich kann doch nicht einfach meinen Eltern die Schuld für alles geben, daß ich mich so schlecht durchsetzen kann, für meine Schwierigkeiten in Beziehungen, für meine Krankheit ... Das geht doch wirklich nicht!« Natürlich nicht, denn wenn sie das könnte, dann hätte sie nicht MS.

Mir mußte sie nicht sagen, warum sie gegangen war, ich wußte es. Eingeständnisse eines akuten Zustandes dieser wohlgemerkt psychischen Schwäche sind bei MS-Patienten nicht gang und gäbe. So zeigt eben irgendwann der Körper sichtbar für alle, was man seelisch nicht zeigen kann, dieses: »Auch ich bin sensibel, hin und wieder mal hilfs- und anlehnungsbedürftig. Ich stehe längst nicht so über allem, wie ich immer vorgebe, es zu tun.«

Bei dem Gespräch im Café war mir das erstemal die Idee gekommen, einen kleinen Fragebogen zu entwerfen, um herauszufinden, ob ähnliche Strukturen wie bei meinen Gesprächspartnerinnen und mir auch bei anderen MS-Patienten vorliegen (siehe S. 229 ff.). Ich sah sie in Gedanken vor mir, die meisten hatten gar nicht so unsicher auf mich gewirkt. Anderntags rief ich einige extra an, um sie offen oder auch zwischen den Zeilen danach zu fragen. Eine Antwort kam, ohne zu überlegen, und sie traf ins Schwarze bei mir: »Ja weiß denn irgendeiner Ihrer Bekannten, wie es wirklich in Ihnen aussieht, würden Sie z. B. in einem Café anfangen zu heulen?«

Nein, da würde ich wahrscheinlich auch noch heute, obgleich ich viel weicher geworden bin mit mir, alles daransetzen, daß mir das nicht passiert, ich würde wieder einen Scherz machen, lächeln und darüber hinweggehen. Es ist ja eines der Kernprobleme bei MS, daß sich, unabhängig voneinander, zwei praktisch verschiedene Facetten entwickeln, die, wären sie miteinander verbunden, eine sehr vielfältige Persönlichkeit zeigen würden. Während die offen sichtbare immer auch die viel zu pflegeleichte ist, wehrt sich die andere dagegen, nicht beachtet, nicht ernst genommen und nicht respektiert zu werden. Ihre Waffen sind Lähmung, Sensibilitäts-, Seh- und Gleichgewichtsstörungen.

Die Information zu haben, womit alles zusammenhängt, ist das eine, es wirklich zu begreifen das andere. Um etwas begreifen zu können, muß man es anfassen, es drehen und wenden, eben leben können.

Erstarrte Denkmuster

Eigentlich halte ich mich ja wirklich für flexibel. Aber wenn ich hier schreibe *ich*, dann meine ich natürlich die Seite von mir, die ich immer herzeige, die alle sehen dürfen. Die ist natürlich flexibel, ich würde fast sagen, zu flexibel, aber dieses Thema hatten wir ja bereits ...

Es muß gar kein Problem sein, in erstarrten Denkmustern zu verharren, es gibt unendlich viele Menschen, die das ihr Leben lang tun. Die denken dann jedoch nicht tagelang darüber nach, warum, weshalb, war es richtig oder falsch, hätte ich vielleicht besser doch nicht gesollt oder am Ende ganz anders, möglichst vielleicht? Sie haben diese andere Seite nicht, die starre Denkmuster nicht in Ordnung findet.

Ein solches Denkmuster zu verlassen, ist wirklich ein Gewaltakt, von dem allerdings kein anderer etwas mitbekommt, denn er läuft natürlich ganz, ganz heimlich ab.

Wenn ich es realisiere – und das tue ich bei weitem nicht immer –, sage ich ganz laut: »STOP! Könnte man es nicht auch ganz anders machen?« Und dann überlege ich mir viele andere Varianten, um meine Denkmuster abzuändern. Und wenn ich keine andere Variante in Ordnung finde, dann streite ich mich offen und ehrlich!

Diese Erfahrung habe ich bei einem Klinikaufenthalt gemacht. Auch sie will ich ganz ausführlich schildern, weil sie in meinen Augen sehr deutlich die Vermeidungsstrategie, aber auch die nahezu klassische Wahrnehmungsblockade verdeutlicht.

Evi, die mit mir im Zimmer lag, war sieben Jahre jünger als ich, aber ziemlich verwirrt im Kopf. Kurz, es war recht anstrengend mit ihr, obgleich auch sie sich wie alle Menschen mit MS bemühte, nicht »zu stören«. Ob Evis Geisteszustand auf ihr eher etwas schlichtes Gemüt, auf die fortschreitende MS, auf Tabletten, auf ihr soziales Umfeld oder ganz einfach auf die Mischung von all dem zurückzuführen war, kann ich nicht wirklich beurteilen.

Evi war in einer Hinsicht anders als alle anderen. Sie war, wohl weil die intellektuelle Einsicht und damit die Selbstkontrolle bei ihr gestört waren, manchmal ungebremst aggressiv. Wenn sie mit ihrem Mann sprach im derbsten Bayerisch, beschimpfte sie ihn völlig unvermittelt und in meinem Beisein wirklich vulgär und absolut unter der Gürtellinie (ich hätte mich dann am liebsten unters Bett verkrochen), um dann plötzlich mit Bussi Bussi und neckischem, nahezu kindlichem Getue zu fragen, ob er sie bestimmt am anderen Tag auch wieder besuchen würde. Evis Verhalten ihrem Mann gegenüber hat mir unmißverständlich klargemacht, was ich bei mir selbst (peinlich, peinlich) schon festgestellt hatte: Wenn wie in ihrem Fall die Kontrolle des Intellekts wegfällt, kommen offenbar heftige Aggressionen zum Vorschein.

Außerdem hat ihr aggressives Verhalten schlagartig

meine Verlustängste aktiviert. Wenn er sie verläßt, dann steht sie ganz schön dumm da, dachte ich sofort. Vor allem war ich ganz sicher, daß er sie sofort und auf der Stelle verlassen müßte. Doch es war nicht so. Am anderen Tag erschien er, und sie freute sich wie ein Kind.

Die Schwestern der Station kannten Evi offenbar von früheren Aufenthalten und wußten, daß sie schnell überfordert war.

»Schauen Sie doch bitte ein bißchen auf sie, daß sie sich nicht verläuft, ihre Termine immer einhält und so«, bat mich gleich am ersten Tag eine Schwester, und ich dachte, wie das meine Art ist: Klar, die haben soviel Arbeit hier im Haus. Normalerweise wurde mir bei solchen Aufträgen nicht viel bewußt, ich wurde halt dann zur Hilfsschwester und stellte meine Bedürfnisse oft sehr weit zurück, mit der klassischen MS-Aussage: »Nein, es macht mir überhaupt nichts aus, ein wenig auf sie zu achten.«

Nach ein paar Tagen dieser Hilfstätigkeit regte sich allerdings in mir Widerstand. Nicht offen, nicht sichtbar, sonst hätte ich ja keine MS, sondern im Inneren, heimlich, aber immerhin, trotz meiner sonstigen Wahrnehmungsblockade: Ich bemerkte, daß es mich ärgerte, spät, aber doch! Das Karussell der vermiedenen Diskussion begann sich in meinem Kopf sofort unerbittlich zu drehen. All die Argumente, die hätten fallen können, wenn ich diese Diskussion tatsächlich offen mit der Schwester ausgetragen hätte, führte ich nun mit mir – und auch schon wieder gegen mich.

Ich: »Klar, Sie haben viel Arbeit.«

Sie: »Es ist schlimm, wenn jemand nicht mehr klar im Kopf ist.«

Ich: »Arme Evi, sie bemüht sich doch, nicht so vergeßlich zu sein.«

Sie: »Sie kann doch nichts dafür, nun seien Sie doch nicht so ekelhaft.«

Doch auch die andere Seite in mir mischte kräftig mit: »Was denkt sich eigentlich die Schwester dabei, wenn sie mich zur Hilfskraft macht. Schließlich bin ich hier doch auch als Patientin. Sollen die sich doch besser organisieren oder ein paar mehr Zivis beschäftigen«, usw. usw.

Weil ich meine Ablehnung nun mal bemerkt hatte, war ich von da an ständig im Zwiespalt zwischen meiner Hilfsbereitschaft einerseits und der Verteidigung meiner eigenen Interessen andererseits.

Eines nachts war es soweit: Evi stand auf, sie sprach wie so oft mit sich selbst und flüsterte in ihrem Bayerisch: »So ein Schmarrn, daß man immer in der Nacht aufs Klo muß.« Dann stand sie auf, ging jedoch nicht in Richtung Toilette, sondern öffnete die Zimmertür zum Gang.

Was ich eigentlich spontan hatte tun wollen, war, sie aufzuhalten und sie darauf aufmerksam zu machen, daß das die falsche Türe sei.

Doch da fiel mir ein, daß ich mich ja über diesen Auftrag der Schwester geärgert hatte, daß das schließlich nicht meine Aufgabe sei usw. Und so sagte ich nichts zu Evi. Ich lag natürlich wach, denn daß ihr etwas passierte, das wollte ich doch auch nicht. Hatte ich nicht gerade kürzlich in der Zeitung gelesen, daß eine alte Frau im Park einer anderen Klinik nachts erfroren war?

Es dauerte ein paar Minuten, bis ich ganz wach war und mir tatsächlich zugestehen konnte, was ich theoretisch längst gelernt zu haben glaubte: daß ich zwar zunächst verärgert über die Schwester gewesen war, andererseits jedoch natürlich nicht wollte, daß Evi etwas zustieß. Die stumme Diskussion im Kopf ging hin und her, bis ich erkannte, daß ich den einmal gefaßten Entschluß, mich nicht zum Büttel machen zu lassen, ja für diese Situation ganz freiwillig umstoßen konnte. Es war eine große Erleichterung und auch Erkenntnis, daß ich nicht mit Härte gegen mich vorgehen mußte nach dem Motto: Nun bleib doch mal bei dem, was du dir vorgenommen hast, laß die Finger von der Klingel, du Flasche! Ich hatte in diesem Augenblick keine MS, was ja übersetzt »vielfache Verhärtung« heißt.

Ich läutete also der Nachtschwester, sie kam und beruhigte mich mit der Erklärung, daß sie meine Zimmernachbarin bereits im Flur eingesammelt hatte. Ich drehte mich auf die andere Seite um und schlief beruhigt wieder ein.

Positiv für mich fand ich anderntags, daß ich im Gegensatz zu früher

1. im Laufe der Woche überhaupt bemerkt hatte, daß mich der Auftrag der Schwester ärgerte, weil sie so selbstverständlich davon ausgegangen war, daß ich ihr Arbeit abzunehmen hatte. Daß ich

2. nicht mit Härte gegen mich selbst eine Verhal-

tensweise durchgezogen hatte, die mir zu diesem Zeitpunkt gar nicht mehr entsprochen hatte.

Wieder einmal versuchte ich, mir klarzumachen, daß Gefühle Regungen für den Augenblick sind, nicht statisch, Gefühle sich ändern können, dürfen und müssen, daß ich mich zwar vor einigen Tagen über die Schwester geärgert hatte, dieses Gefühl aber längst verflogen war und in dieser Nacht einem anderen Platz gemacht hatte, nämlich dem der Sorge um meine verwirrte Zimmerkollegin. Und wenn sie mich am anderen Tag wieder nerven wird, dann wird es sich sicher noch mal verändern, und das darf es dann wieder!

Alles das, was ich so umständlich aufführe, hätte ich vermieden, wenn ich in meinem sonst typischen Verhalten reagiert hätte: Die Schwester bittet mich um etwas, und ich tue es, ohne zu zögern.

Meine Erfahrung daraus wäre also um viele kleine, einzelne Erfahrungen abgekürzt worden, ich hätte keine inneren Konflikte überstehen, mich nicht mit mir und meinen Ängsten auseinandersetzen müssen. Und ich hätte, wenn ich die Bitte der Schwester, ohne zu überlegen, erfüllt hätte, wieder einmal nichts über die komplizierten Prozesse erfahren, die in mir ablaufen.

Hatte ich nicht schon so oft gemeint, begriffen zu haben, daß sich Gefühle ändern dürfen? Immer wieder stehe ich vor dieser Erkenntnis so völlig verwundert, als hätte ich davon noch nie gehört. Weil sich, als ich ein Kind war, meine Gefühle nicht ändern durften? Mal so sein und mal so, das war nicht erwünscht. Immer sollte ich nett, freundlich und hilfsbereit sein, egal wie mir zumute war.

Evi konnte zwar ihre Aggressionen nach außen bringen, das hieß jedoch noch nicht, daß sie sich selbst lieben konnte. Gerade an Evis Beispiel habe ich noch eine weitere Verhaltensweise völlig ungefiltert erfahren, die auch ich heimlich und verborgen vor anderen von der Tendenz her lange Zeit hatte, und zwar die, wie man kein gutes Haar an sich läßt. Nur war es bei ihr durch ihren bayerischen Dialekt und ihre nicht vom Intellekt verstellte Art sehr viel eindringlicher, wie lieblos sie mit sich umging. Sie beschimpfte sich selbst ohne alle Hemmungen, in einem fort hörte ich: »Bin ich blöd, so dumm kann auch nur ich sein, hast du schon mal so eine dumme Gans gesehen, kein Wunder, daß sich meine Kinder mit mir schämen, mein Mann wird das auch nicht mehr lange mitmachen, so dumm wie ich darf man doch einfach nicht sein.« Auf dieses Selbstbild bzw. die Härte gegen sich selbst werde ich weiter hinten noch ausführlicher eingehen (siehe Seite 215 ff.).

Auch mein nächstes Beispiel ist nur eine scheinbar winzige Begebenheit: Es handelt sich um meine Biotonne. An den Garten des Reihenhauses, in dem ich wohne, grenzt eine weitere Reihe gleicher Häuser, von meinem Garten getrennt durch einen schmalen Wohnweg für deren Hauszugänge. Die Tonnen für den Biomüll stehen in der ganzen Anlage vor den Häusern, und so sind deren Tonnen nur ein paar Schritte von meinem Garten entfernt, während die meine vor unserer Häuserzeile steht. Ich müßte meinen Gartenabfall also erst durch meinen Garten und dann durch mein Wohnzimmer hindurchtragen bzw. meine Biotonne von vor dem Haus um die ganze Häuserzeile nach hinten ziehen, beides würde mir wegen meiner Gehbehinderung nicht leichtfallen.

Soviel zur realen Situation, aber man weiß sich ja zu helfen. Ich frage also die Bewohner des Hauses hinter meinem Garten, ob ich irgendwann einmal einige dickere Äste, die in meinem Gartenkompost sehr lange zum Verrotten brauchen, in ihre Biotonne stecken dürfte. Freundlich wie immer erlaubt Frau Metzger sogar noch mehr, denn sie sagt: »Wir sind die nächsten zwei Wochen wahrscheinlich verreist, ist noch nicht völlig sicher, ich klebe einen Zettel an unsere Tonne. Machen Sie sie also ruhig ganz voll!«

Ein paar Tage später sehe ich, wie ein anderer Nachbar einige Male bei Metzgers läutet, offenbar ist keiner daheim, und er ruft seiner Frau auch zu: »Die sind schon weg.«

Weil der Wetterbericht fürs Wochenende schlechtes Wetter angesagt hatte, raffte ich mich also sofort auf, um die ganze Aktion nicht im Regen durchführen zu müssen, und füllte Metzgers Biotonne frohgemut bis zum Rand mit Laub und Ästen. Während der Arbeit bin ich kurz unsicher, ob Frau Metzger nun gemeint hat, daß sie einen Zettel an die Tonne klebt, wenn sie wegfährt oder wenn sie dableibt. Aber egal, sie sind ja weg!

Am anderen Morgen öffne ich ganz früh mein Fenster, weil es Frühling wird und die Vögel zum ersten

Mal singen. Dabei fällt mein verschlafener Blick auf das Haus von Metzgers: Dort brennt Licht!

Der Schreck, der mir durch die unausgeschlafenen Glieder fährt, ist unbeschreiblich. Die sind noch nicht weggefahren, und ich habe die Biotonne bis obenhin gefüllt! Hat sie nun gesagt, daß sie einen Zettel an die Biotonne macht, wenn sie wegfährt, oder hat sie gemeint, daß sie einen Zettel dranklebt, wenn sie dableiben? In meinem Kopf beginnt sich, im Widerstreit mit intellektuellen Einsichten, das altbekannte Karussell von Schuld, Fehlern, Auseinandersetzungen zu drehen: Mein Intellekt bemüht sich verzweifelt gegenzusteuern: Na und, was soll denn groß passieren, selbst wenn sie nicht weggefahren sind! Dann ist die Tonne halt voll, ich kann ja meine von vor dem Haus doch nach hinten holen und sie leer hinstellen, ich kann ja auch alles in meine kippen. Wenn die deshalb sauer sind, dann kann ich ihnen auch nicht helfen!

Es beruhigt mich nicht, absolut nicht. Ich schlafe, obgleich es gerade mal halb sechs ist, nicht mehr ein, wälze mich grübelnd im Bett herum, finde es dumm von mir, daß ich mir so viele Gedanken wegen eines banalen Themas mache, das ja mit Sicherheit nicht zum existenzbedrohenden Konflikt ausarten wird, und kann es doch nicht abstellen.

So gegen sieben stehe ich dann auf, mache mir einen Tee, und dann erst, als der Tag wirklich angefangen hat, gewinnen diese intellektuellen Einsichten und mein Tagbewußtsein die Oberhand über das morgendliche Chaos. Wirklich abgeschüttelt ist es noch nicht, denn im Laufe des Vormittags sehe ich die Metzgers auf dem Wohnweg. Ich stürze in den Garten, beide grüßen freundlich, ich gehe nach hinten und sage: »Ich habe die Zweige schon gestern in Ihre Tonne getan, weil es heute regnen sollte. Ich dachte, Sie seien längst weg!«

»Ist schon okay«, sagt Frau Metzger lächelnd. »Hat sich verschoben. Wir fahren heute nacht.«

Von den Konflikten, die sich in solchen Situationen in meinem Inneren abspielen, hat kein Außenstehender eine Ahnung. Meine Freunde würden sich an den Kopf fassen, wenn ich ihnen so etwas jemals so detailliert erzählen würde. Einen Fehler eingestehen und damit sich angreifbar zu machen ist wohl noch immer das Allerschlimmste im Leben, obgleich ich schon so viel geändert habe. Ich frage mich immer wieder, wie lange es dauern wird, bis mein Verstand diese Angst endgültig besiegt hat. Es fällt mir schwer, das so deutlich niederzuschreiben, ich komme mir noch immer ein bißchen dämlich vor deswegen.

Denn wenn ich davon erfahren würde, daß sich jemand anderer solche Sorgen wegen der Nachbarn macht, dann würde ich natürlich verständnislos und ganz cool den Kopf schütteln und mein Unverständnis damit ausdrücken, Feigling, der ich dann sein kann.

Früher hätte ich mich bei der Auflösung einer solchen lächerlichen Situation in Wohlgefallen nicht einmal freuen können, wie ich es jetzt kann. Ich hätte nicht mit Erleichterung registriert, daß keine Katastrophe eingetreten ist, sondern mich genau damit beschimpft. Heute – und das ist ein riesenhafter Fortschritt – bemühe ich mich, daraus zu lernen, daß meine ständige Angst vor Ablehnung wegen einer solchen Lappalie ganz einfach unbegründet ist. Ich stelle einfach nur fest, wie groß der Abstand zwischen meinem Tagbewußtsein und meinen kindlichen Ängsten noch immer ist, wie präsent sie offenbar ganz knapp unter der Oberfläche schlummern.

Vor langer Zeit – noch als Kind – habe ich im Sinne von Angstvermeidung damit begonnen, viele Erfahrungen zu umgehen. Je breiter der Abstand zwischen dem gefühlsmäßigen Erleben und der Realität geworden ist, um so gefährlicher scheint es mir, diese Ängste auch einmal zuzulassen und auch auszusprechen. Hätte ich das als Kind gedurft, dann hätte ich lernen können, daß ein banales Fehlverhalten nicht zur Katastrophe führt.

Als Erwachsener ist es schwer, diese Erfahrungen anhand der Realität nachzuholen. Wenn ich ganz ehrlich zu den Metzgers gesagt hätte: »Oh, Sie sind noch da? Ich hatte schon solche Angst, daß ich zwei Stunden wach im Bett gelegen bin vor lauter Bammel, daß Sie vielleicht böse auf mich sind, mich unverschämt finden, daß ich Ihre Tonne mit Beschlag belege, ohne mich zuvor zu vergewissern, daß Sie auch wirklich in Urlaub gefahren sind.«

Meine Nachbarn hätten sich bei einem solchen hochemotionalen Geständnis sehr gewundert, mich möglicherweise für arg bescheuert gehalten. Sie hätten mich ganz sicher weder beschimpft noch umgebracht, selbst wenn ich ihre Tonne völlig unrechtmäßig mit Zweigen aus meinem Garten gefüllt hätte.

Jetzt ist der Augenblick der Macht, und wenn ich etwas ändern will, dann muß ich es tun. Jetzt, denn Irren ist menschlich, und deshalb darf auch ich es! Wieviel Energie aufgrund dieser lächerlichen Situation verlorenging! Aufzustehen, dem Tag zuversichtlich entgegenzublicken, wenn draußen schon die Vögelchen zwitschern, war mir nicht möglich, weil ein entsetzlich banales Thema mich völlig verstörte.

Noch ein wichtiger Punkt fällt mir dazu ein: Mein Bruder hat nie auch nur den kleinsten Fehler zugegeben, sich immer verteidigt und alles abgestritten, was ihm vorgeworfen wurde, auch noch mit dem Rücken an der Wand, selbst wenn es für alle ganz offensichtlich war, daß er wieder einmal log. Dadurch konnte ich nie die positive Erfahrung machen, daß man mit einem einfachen Es-tut-mir-leid viele solche Situationen bereinigen und entschärfen kann.

Alle Situationen dieser Art endeten bei meiner Mutter in Tränen und Verbitterung, auf der Seite meines Bruders damit, daß er erst für einige Zeit verschwand und nach seinem Wiederauftauchen kommentarlos zur Tagesordnung überging. Meine Mutter war dann noch lange beleidigt bzw. verletzt, was ihn zwar nicht kaltließ, aber natürlich keine Verhaltensänderung hervorrief.

Meine kindlichen Gefühle schwankten zwischen ihm und ihr hin und her, äußerlich mußte ich mich für sie entscheiden, nicht nur weil sie es erwartete, sondern auch weil sie mir so leid tat, wenn sie sich keinen Rat mehr wußte. Es war kein Wunder, daß ich mich entschied, das brave Kind zu sein.

Das Wort Schuldgefühle hätte ich noch vor wenigen Jahren auf viele Stücke in meinem MS-Tortendiagramm geschrieben, da wußte ich noch nicht, daß sich dieser Problemkomplex weiter zerlegen läßt. Jeder MS-Erkrankte muß für sich selbst herausfinden, wie bestimmend die einzelnen Komponenten für ihn sind, wie groß seine Tortenstücke ausfallen. Doch bin ich mir sicher, daß es genau diese Kompo-

Verhaltensweisen bei MS

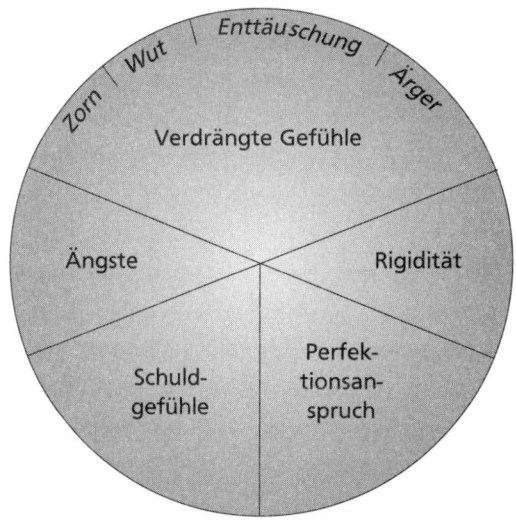

Die individuelle Aufteilung ist sicher unterschiedlich, so unterschiedlich wie der Verlauf der Krankheit.

nenten in ihrer individuellen Ausprägung sind, die uns krank gemacht haben.

In meiner schlimmsten Phase konnte ich wirklich tun oder lassen, was ich wollte: Entweder bekam ich das Schuldgefühl, weil ich mich gewehrt hatte (das war nicht nett, und wie du das auch noch gesagt hast, hättest du dir das nicht verkneifen können usw.), oder ich bekam es, weil ich mich nicht wehrte (da möchte ich jetzt mal wissen, ob ich es jemals lernen werde, mich zu wehren ...).

Nicht nur von anderen völlig unbemerkt ratterte diese Automatik im Kopf ab, auch ich bemerkte nicht, was da in mir vorging. Ich sprach mit keinem über diese beiden einander ausschließenden Impulse, die ich schließlich irgendwie unterdrückte, was einen völlig unproduktiven Kraftaufwand darstellt, der gegen den wirkt, der ihn ausübt. Ich konnte auch nicht mit denen darüber sprechen, die mir hätten helfen können. Ich hätte ja gar nicht definieren können, wo mein Problem lag. All dies machte mich immer einsamer.

Frauen und ihr
Selbstwertgefühl

Ganz sicher ist es ein gesellschaftliches, ein emanzipatorisches Problem, daß überwiegend Frauen von MS betroffen sind. Das Leben von Frauen ist von Gefühlen bestimmt. Wenn eine Frau ihre Gefühle immer wieder, meist an der gleichen problematischen Stelle, verdrängt, hört sie sehr schnell auf damit, selbstbestimmt zu leben, befindet sich sehr schnell an einem Punkt, an den sie gar nicht wollte. Und dann ist oft Durchhalten angesagt, wo eine ehrliche Auseinandersetzung gefordert wäre. Sie versucht verzweifelt, die Symptome zu beseitigen, weil die Ursache, ihr »Nicht-zu-sich-stehen-können«, ihr überhaupt nicht klar ist.

Wann und ob das Verdrängen von Gefühlen zu einer Krankheit führt und vor allem zu welcher, hängt auch davon ab, mit welchem Temperament frau ausgestattet ist. Temperamentvolle müssen da viel stärkere Impulse mit sehr viel mehr Macht unterdrücken, was sich natürlich noch wesentlich autoaggressiver auf Gehirn und Rückenmark auswirkt. Wäre frau andererseits eine sogenannte »Schlaftablette«, dann könnte sie viel mehr hinnehmen, ohne gleich MS zu bekommen. Aber Frauen, die daran erkranken, sind nie »Schlaftabletten« gewesen, von Kind an nicht. Sie haben früh gelernt, zuerst Gefühle, dann Impulse zu unterdrücken, haben die verschiedenen Anlagen in sich nicht entwickeln dürfen, sonst hätten sie nicht MS. Viele hätten die Energie, Berge zu versetzen, haben dies im Leben oft auch schon bewiesen.

»Kann ich denn jetzt verlangen, daß sich alles ändert, ich habe doch so lange mitgespielt und bin dadurch nicht völlig schuldlos an der Situation«, sagte mir einmal eine Frau, die ein unglaublich verzwicktes Beziehungsgewirr mit ihren Kollegen und Vorgesetzten hatte und irgendwie zu einer tragenden Funktion in Sachen Betriebsklima gekommen war. »Wie soll ich da denn jemals wieder rauskommen. Mit dieser Krankheit kann ich doch nicht einfach kündigen!«

Natürlich wäre das auch nicht die Lösung, denn sie würde immer wieder in die Situation kommen, es allen recht machen zu müssen.

Ein Teil von ihr will sich durchaus behaupten, will zurück auf den eigenen Weg, der andere verübelt ihr das, fürchtet sich davor, will weiterhin alle Spannungen in dem riesigen Büro ausgleichen. »Ich sage mir ja ständig auch selbst, daß das gar nicht meine Aufgabe sein kann, aber ich höre nicht auf damit, ich kann einfach nicht. Ich wäre so gerne einmal ganz ekelhaft zu allen ...«

Man kann sich gut vorstellen, wie zwei sehr unterschiedliche Menschen in einem solchen Fall miteinander umgehen würden. Das Problem der Frau ist: Diese beiden sitzen in ihr, und sie kann sich nicht entscheiden, wer die Oberhand gewinnen soll. Sie müßte es aber tun, denn beides gleichzeitig ist nicht möglich. Sie ist überhaupt kein Sekretärinnentyp, der aufgeht darin, ihren Chefs den Streß vom Hals zu halten; viel eher könnte ich sie mir vorstellen in einer wirklich leitenden Funktion, in der sie ihre Energie sinnvoll anwenden könnte. Aber ...

Ein echtes Frauenproblem: Das kleine Mädchen hört bald auf, die unterschiedlichen Impulse zu erproben, findet keine Möglichkeit, sie zu harmonisieren, schiebt einen davon weg, meist den »männlichen«, wenn es ständig für seine Aktivitäten Verwunderung erntet, sein Schwung und seine Neugierde gerügt und getadelt werden. Strafe muß gar nicht sein, das kleine Mädchen wird auch ohne sie lieb und folgsam, übernimmt ohne diese wichtigen Erfahrungen zu machen die Prinzipien der Erzieher (tu dies, laß das usw.) und kämpft sein Leben lang mit der Unsicherheit, was es denn eigentlich wirklich will. Oft auch mit schlechtem Gewissen, weil ihm andere vorwerfen, daß es genau das nicht weiß. Ja, wie sollte es denn?

Dabei geht es gar nicht ständig um Entscheidungen, die den »Sinn des Lebens« betreffen, es geht vielmehr darum, ständig und immer wieder im Kleinen zu entscheiden: Was will ich jetzt, was in den nächsten zehn Minuten, was für den nächsten Tag, was für das nächste Jahr? Und was ganz sicher nicht?

Und ganz sicher will sie nicht das ausgleichende Element ohne Möglichkeit zur Einflußnahme sein, dafür hat sie viel zuviel Energie. Doch welche Ener-

181

gien stehen mir zur Verfügung, um ein Ziel anzustreben, was kann ich einsetzen, um es zu erreichen? Wenn mir große Körperkräfte verliehen sind, dann ist das Berufsziel Kunstmaler vielleicht nicht das völlig angemessene. Bildhauer hingegen wäre eine bessere Idee, aber um gute Ideen entwickeln zu können, muß man seine Kräfte einschätzen können. Und damit wären wir dann wieder beim Thema Selbstwert.

Es hört sich immer ein wenig so an, als ob derjenige, der nicht sagen kann, was er will, ein wenig unterbelichtet oder auch faul sei. Man muß sich allerdings klarmachen, woher das kommt: Nämlich davon, daß Frauen als unweiblich gelten, wenn sie wissen, was sie wollen, und das dann auch noch tun! Da wir – auch heute noch – zwischen weiblichen und männlichen Tugenden unterscheiden, wird das noch eine ganze Weile so bleiben. Noch immer leuchtet ja das väterliche Auge, wenn sein Dreijähriger eine Automarke erkennt, bzw. wenn sein Töchterlein als Papis liebstes Mäuschen den Tisch abwischt. Ist es also ein Wunder, wenn Mädchen sich bis heute diesen Klischees unterordnen und lieb und nett sind, obgleich sie auch ganz anders könnten. Nämlich entschlossen, mutig und – eben nicht bloß weiblich.

Deutlich wurde mir die Folge meiner Erziehung zum braven, lieben Mädchen erst im späteren Leben, jetzt spüre ich, wie schmal die Basis meines Selbstwertgefühles war, weil es hauptsächlich auf diesen von der Familie gelobten und bestätigten Eigenschaften beruhte, also restlos abhing von der Zustimmung anderer. Die verborgenen Verbote, die darin enthalten sind, wirken bis heute nach. Ich hatte dann bisher zwei Möglichkeiten:

– Entweder, ich sagte mir, daß mich das doch überhaupt nicht verletzen kann, daß ich da doch weit drüber stehe.

– Oder ich war einfach noch ein wenig netter, hilfsbereiter, entgegenkommender ...

Um gesund zu werden ist mir jetzt eine dritte Möglichkeit gegeben: Ich darf mich jetzt ärgern, über mich und andere. Und ich ärgere mich, halte diese Gefühle aus, versuche sogar, ein bißchen fordernder zu werden. Irgendwann kann ich dann auch mit Niederlagen leben, wenn ich nicht recht bekomme.

Wie gesagt, überwiegend Frauen erkranken an MS, es sind – und das ist nicht statistisch erwiesen, sondern mein persönlicher Eindruck, den ich in unzähligen Gesprächen gewonnen habe – häufig die jüngeren Geschwister, die braveren, die Lieblingskinder oder die »Nesthäkchen«, die, die sich leicht anpassen, nicht streitlustig sind und gern den Vermittler spielen. Es sind die, die eben nie gekämpft haben, es nie mußten.

»Ich bin die Jüngste, ein Einzelkind, ein Nachzügler«, wie häufig habe ich das gehört! Sie sind sanft, verletzlich und können bzw. dürfen mit dieser Ichschwäche oft ihre eigenen Kräfte nicht entwickeln, dabei hätten gerade sie dies so nötig! Natürlich gibt es auch Nachzügler, die ganz anders sind, aber die treffe ich nicht in einer MS-Klinik.

Klassische weibliche Tugenden sind Sanftmut, Geduld, Liebesfähigkeit. Begriffe, die allgemein positiv bewertet werden. Als weibliche Tugenden gelten traditionell defensive Verhaltensweisen, männliche dagegen sind aggressiv, denn männliche Tugenden sind: Durchsetzungsfähigkeit, Ehrgeiz, Mut, energisches Auftreten, all das schützt offenbar vor MS – und all das gilt auch heute noch als ausgesprochen unweiblich.

Keine MS-Kranke, die ich kenne, hat gelernt, angemessen mit Aggressionen umzugehen, am wenigsten mit den eigenen, die sie nicht auszudrücken vermag. Ebensowenig aber mit denen anderer, deren Opfer sie oft wird, weil die spontane Reaktion des Abwehrens nicht funktioniert. Wer nicht lernt, seine Aggressionen dorthin zu richten, wo sie hingehören, wird krank.

Bei MS richten sie sich dann gegen das eigene zentrale Nervensystem.

Hier möchte ich einen Augenblick innehalten, um einige Thesen aufzustellen:

1. Wenn es die Aggression oder besser die Aggressivität nicht auch beim Menschen gäbe (auch beim »Weibchen«), dann säßen wir heute noch immer auf den Bäumen, würden Früchte futtern und die Erfindung des Rades wäre noch eine ferne Utopie.

2. Wenn jeder auf dieser Welt seine eigene Aggression leben dürfte, dann gäbe es keine Kriege, in ihnen keine entpersonifizierte Gewalt, also keine Bomben auf Knopfdruck eines Präsidenten, egal ob der nun im Kreml sitzt oder im Weißen Haus.

3. Es gäbe ganz sicher keine MS.

Wenn Frauen ihr Leben lang nicht ihre eigene Bestimmung leben, sondern immer nur die Anforderungen erfüllen, die ein überkritisches Über-Ich oft in Übereinstimmung mit den Eltern oder dem Partner ihnen stellt, dann ist der Verlauf von MS oft sehr aggressiv. Ich möchte hier zwei Beispiele nennen, die mir bei zwei völlig unterschiedlichen Frauen eindrucksvoll gezeigt haben, wie dieses Verdrängen abläuft: Bei all diesen Strategien geht es wieder nur um eines: die eigenen Gefühle nicht spüren zu müssen.

Christina kenne ich seit einigen Jahren, wir haben meist nur ganz losen Kontakt, sind in etwa gleichaltrig, gesundheitlich etwa auf demselben Stand: Wir gehen beide kurze Strecken und haben gelegentlich Schwierigkeiten beim Sehen. Ich weiß von ihr, daß sie ein Tagebuch führt, das sie verbirgt wie ein junges Mädchen, denn sie möchte auf keinen Fall, daß ihr Mann einmal hineinschaut.

»So viel wirst du doch nicht vor ihm zu verbergen haben«, neckte ich sie einmal, woraufhin sie in Tränen ausbrach, die gar nicht mehr enden wollten. Ich war erschrocken, wußte gar nicht, wie ich sie trösten sollte.

Ich erfuhr, daß sie große Angst hatte, ihn aufgrund ihrer Krankheit zu verlieren, das jedoch vor ihm verbarg, sich meist fröhlich und unternehmungslustig gab; und daß sie sich außerdem oft sehr schlecht fühlte, weil sie immer das Gefühl hatte, ihn zu behindern und zu bremsen, wenn sie einmal zugab, sich nicht wohl zu fühlen. So kommt es, daß sie sich permanent überfordert in dem Wunsch, mithalten zu können. Sie gestand: »Ich bin richtig froh, wenn ich mal wieder ins Krankenhaus kann, mich ein paar Wochen hängenlassen darf. Er hat ja keine Ahnung, wie mich vieles anstrengt, was ihm ganz einfach Spaß macht.«

Das alles vertraut Christina nur ihrem Tagebuch an und hat natürlich Angst, daß er es darin lesen könnte. »Sagen kann ich ihm das alles doch nicht, ich bin froh, daß ich ihn überhaupt noch habe. Weißt du, ich trage seit einem halben Jahr diese Einlagen, wenn wir mal länger irgendwo hingehen. Es geht mir einfach so gegen den Strich, ständig zu bedenken, wie ich ganz schnell und wo die nächste Toilette erreichen könnte. Auch das weiß er nicht, macht sogar manchmal seine Witzchen darüber, daß ich buchstäblich jede Toilette wahrnehme. Er bedenkt dann überhaupt nicht, was wirklich passieren würde, wenn ich mich da nicht immer vergewissern würde. Ich finde, nicht alles muß man den Männern so genau sagen. Ist doch irgendwie ...«

Ich wußte genau, wovon sie sprach, dachte an Freunde, die irgendwann aufgehört hatten, mich zum Kino mitzunehmen, weil ich sowieso immer abgelehnt hatte. Aber wenn ich nachmittags gemütlich Tee trinke, in der Meinung, ich sei ja die nächsten Stunden in Reichweite meiner Toilette, dann kann ich halt nicht ins Kino.

Allein diese Einschränkung führt auf Dauer zu gesellschaftlicher Isolation, man unternimmt immer weniger, wenn das Gehen schwerfällt und dieses Problem auch noch dazukommt. Die Freunde wun-

186

dern sich dann oft, raten zu mehr Aktivität und dazu, sich nicht so zurückzuziehen, und haben natürlich keine Ahnung von den Gründen, die dazu führen. Doch solche intimen Einzelheiten will man nicht mit jedem besprechen. Wie Christina meint, kann man das auch nicht mit seinem Mann, der seine Frau ja nach wie vor begehrenswert finden soll. Ich begann, bei dem Gespräch von meiner Absicht zu erzählen, dieses Buch zu schreiben. Sie war sofort Feuer und Flamme – bis ich sie bat, ein paar Blicke in ihr Tagebuch werfen zu dürfen und ihr zur Erklärung sagte: »Was du da beschreibst, könnte ich gut verwerten, viele haben doch diese Probleme. Ich würde natürlich deinen Namen ändern, ist doch klar.«

Kopfschüttelnd lehnte sie zunächst kategorisch ab, mit der Begründung, daß ihr das auch mir gegenüber viel zu unangenehm wäre. »Du denkst dann ja, daß mein Leben aus lauter Lügen besteht.«

Sie stellte mir die Frage, die mich dann lange beschäftigte, weil sie einen wichtigen Schritt für mich bedeutete: »Ist es dir denn nicht unangenehm, öffentlich zu bekennen, daß du innerlich teilweise ganz anders bist, als du dich anderen darstellst?«

Ich erzählte ihr, daß in meinen Augen ja genau diese sich ständig vergrößernde Diskrepanz eine weitere Krankheitsursache darstellt, weil es immer schwerer wird, die beiden Pole zu vereinen. Und dann fand auch sie: »Es muß sein, daß das auch in dem Buch steht, denn wenn man für sich ändern könnte, daß diese Kluft nicht weiterbesteht und immer größer wird, dann hätte man eine gute Chance, daß sich die Krankheit bessert. Es gibt doch immer wieder Fälle, in denen auch eine chronische, schon über Jahre bestehende Krankheit einfach aufhört.«

Ich erklärte ihr also meine Theorie, wobei ich damals noch nicht ganz genau wußte, wie alles zusammenhing. Nur daß ich den Schritt aus dem Verheimlichen, Verbergen meiner Krankheit tun mußte, um sie loszuwerden, das war mir irgendwie klargeworden. Ich nannte ihr die Grundkonflikte, die ich zusammengetragen hatte und die in meinen Augen ausschlaggebend waren sowohl für den Ausbruch der Krankheit als auch für ihren Übergang zum Chronischen.

Sie versprach, in ihrem Tagebuch unter diesen Aspekten nach Beispielen zu suchen, wobei sie gleich sagte: »Eigentlich muß ich da gar nicht lange nachsehen, das weiß ich auch so, daß das alles bei mir angesagt ist. Wenn ich etwas ganz Konkretes entdecke, dann kannst du meinetwegen daraus zitieren«, versprach sie sogar. »Beispiele für die Art, nur in Schwarz oder Weiß zu denken, fallen mir ja auswendig schon so viele ein. Du darfst nicht glauben, daß sich meine Gefühle ändern dürfen. Ich nehme es *mir* unheimlich übel, wenn ich jemanden einmal doof finde, den ich sonst nett fand. Ich nehme es wirklich *mir übel*!«

Natürlich, da waren wir uns einig, behalten wir dieses kategorische Entweder-Oder-Denken wieder ganz für uns, setzen uns nicht mit anderen darüber auseinander, teilen niemandem mit, am wenigsten dem Betroffenen, wie wir die Dinge momentan sehen. Dann hätten wir ja nicht MS, die sich so im Verlauf der Erkrankung immer mehr zu einer schweren Kontaktstörung entwickelt.

Nathalie, sie ist etwa Mitte Vierzig, getrennt lebend im eigenen Haus (da müssen sicher eine Unmenge Gefühle verdrängt werden!), hat zwei heranwachsende Söhne, vor denen sie sich wegen ihrer Hilflosigkeit schämt. Sie kann sich heute nur noch mit dem elektrischen Rollstuhl mit hoher Rückenstütze ein wenig Bewegungsfreiheit verschaffen, es muß ihr ständig jemand bei allen Verrichtungen helfen, sie spricht sehr mühsam, ist ein sehr lieber Mensch.

Nathalie hat resigniert. Ich habe ihr von meinem Plan erzählt, dieses Buch zu schreiben und ihr meine Überlegungen erläutert, die Zusammenhänge beschrieben, die meiner Meinung nach bei mir bestimmend waren, und sie nickte. »Du hast recht, ich erinnere mich genau: Ich war nicht tolerant, mit jedem war ich es, nur nicht mit mir. Ich war meine schlimmste Kritikerin und bin es noch, aber die Krankheit macht mich jetzt ein bißchen weicher, ich habe aufgehört, mich so zu ereifern, weil ich die Kraft nicht mehr habe. Ich war eine absolute Perfektionistin in allem, als Ehefrau, als Mutter, im Beruf. Ich wollte weiterkommen, aber keinem auf die Zehen treten dabei, mußte immer ohne Fehler sein, meinem Mann damit imponieren, aber das hat leider nicht geklappt. Mit dem Perfektionismus habe ich mich kaputtgemacht. Ich habe jetzt nicht mehr die Kraft, das noch zu ändern. Schade, daß ich nicht selbst draufgekommen bin, eigentlich erscheint es mir ja ganz logisch heute. Damals habe ich das so nicht gesehen. Da mußte ich immer noch besser werden, war ich immer nur böse auf mich, ganz genau wegen diesen überhöhten Ansprüchen, schon lange bevor ich dann wirklich krank wurde. Mein Mann hatte schon damals eine Freundin, wie das herauskam, habe ich mich bemüht, ihn zu verstehen. Statt auf meine Gefühle zu achten, habe ich ihn entschuldigt, auch vor den Kindern, meinen Eltern. Und dann wurde ich krank, was sollte er da noch mit mir anfangen, gut ausgesehen habe ich dann natürlich nicht mehr. Du weiß ja, vom Cortison wird man dick, Bewegung hatte ich ja auch keine mehr. Und immer hatte ich das schreckliche Gefühl, daß ich an allem schuld war. Und ich war es ja auch, denn irgend etwas habe ich doch falsch gemacht, oder?«

Bei diesem Gespräch bekam ich Angst, Angst vor der Verantwortung, die ich mit einem derartigen Buch unter Umständen übernehmen mußte im Umgang mit anderen Erkrankten, hätte ich Nathalie jetzt zustimmen sollen? Sie auffordern, noch einmal ihre Kräfte zu mobilisieren? Ich tat es nicht, wäre es ihr noch ein wenig besser gegangen, hätte ich es vielleicht versucht. Aber so in fünf Minuten waren meine Überlegungen doch nicht zu vermitteln. Trotzdem hoffe ich natürlich, daß mit einer anderen Art zu denken auch schwerere Fälle mindestens seelisch mehr Frieden finden könnten.

Verantwortung
für das eigene Leben

Vor allen Dingen die ganz Jungen brechen einem schier das Herz, wenn sie wie angetrunken den Flur von einer Seite zur anderen durchmessen oder gebeugt und kraftlos an der Wand entlang über den Gang schleichen, das Ende des Flures mit verbissenem Gesicht fixierend, wie Betrunkene mit »Tunnelblick«, der signalisiert: Dort vorn will ich hin. Für neu erkrankte junge Menschen ist eine MS-Klinik der schlechteste Ort der Welt, weil sie sich unbewußt hier auf ein Leben einstellen, das überhaupt nicht in diese Richtung laufen muß, wenn sich dieser Gedanke nicht im Gehirn festbrennt!

Hier fangen sie an zu grübeln, zu überlegen, ihren bisherigen Lebensweg, ihre weiteren Ziele in Frage zu stellen, anstatt trotz allem und gerade nun mit Schwung weiterzugehen.

Tausend Fragen kommen hier auf. War es falsch, was ich getan habe? Ist es richtig, was ich jetzt tue? Kann ich mir überhaupt noch vornehmen, was ich eigentlich wollte?

Wenn einmal mehrere ganz Junge gleichzeitig auf der Station sind, was Gott sei Dank selten vorkommt, dann »rotten« sie sich zusammen, machen

exakt denselben Blödsinn wie ihre gesunden Altersgenossen. Nur wenn sie aufstehen unterscheiden sie
sich von ihnen, ein wenig auch, wenn man mit
ihnen spricht, denn diese »Was-kostet-die-Welt«-
Attitüde haben sie schon verloren.

Sie rauchen und trinken Alkohol, führen große
Reden und sind doch dahinter so hilflos und so verzweifelt, daß ich es fast nicht aushalten kann, ihnen
dabei zuzusehen.

Irgendwann kommen ebenso verzweifelte Eltern zu
Besuch, noch viel ratloser, wollen helfen. »Du sollst
doch nicht rauchen, das ist Nervengift«, sagt der
Vater, und die Mutter nickt. Sie werden natürlich
abgewimmelt und von oben herab behandelt von
ihrem Sprößling, der Katzenjammer kommt etwas
später, da sitzen die »Kinder« dann allein in der Eingangshalle herum und halten Ausschau nach Freunden, die versprochen hatten zu kommen.

»Ich würde einen Freund immer besuchen, wenn ich
es versprochen habe, aber verstehen kann ich schon,
daß sie nicht gerne hierher kommen«, sagte Benni
mit den dunklen Locken unglücklich. Und ganz
leise sagt er dann noch. »Jetzt wäre es doch gut,
wenn meine Eltern noch hier wären, hätte ich sie
vorhin bloß nicht so ekelhaft behandelt. Aber ist ja
auch immer ...«

Benni wohnt noch zu Hause. Früher hätte ich nie
gefragt, aber jetzt tue ich es und erkundige mich, ob
er denn gut auskommt mit seinen Eltern. Er zuckt
mit den Schultern und antwortet zögernd: »Ja,
schon, aber ich würde gerne ausziehen, eine WG mit

Freunden gründen. Ich bin doch schon neunzehn, aber jetzt? Was mache ich denn, wenn ...?«

Und dann grinst er, steht auf mit viel zuviel Schwung und verliert fast das Gleichgewicht. Er geht tapsig zur Vorhalle, noch eine rauchen. Er bewegt sich schwankend und unsicher, es gibt nicht viele Freunde, die sich so mit ihm auf der Straße zeigen würden, erzählt er mir, als ich mich von ihm verabschiede. Er sitzt wieder in der Vorhalle, raucht und wartet.

»Wie lange haben Sie denn die Krankheit schon?« will er wissen, als wir uns im Speisesaal treffen. Ich erzähle es ihm, und wir plaudern eine ganze Weile. Er ist ein ganz sensibler Junge, der sich unglaublich abgeklärt gibt und ganz cool. Man spürt, am liebsten würde er dauernd heulen, doch das geht natürlich nicht ...

Eine junge Frau wird von einem Besucher in den Speisesaal geschoben, er gießt ihr Kaffee ein, stellt den Strohhalm in die Tasse und schiebt sie ihr hin. Benni dreht sich weg. Fluchtartig verläßt er den Tisch und rennt aus dem Saal. Er tut mir so leid, am liebsten wäre ich ihm nachgegangen, aber schneller als ich war er noch. Und vielleicht sollte er jetzt wirklich allein sein, möglicherweise kann er sich ja noch ausheulen. Hätte er mich gefragt, dann hätte ich gesagt: »Mach das mit der WG, mach dich auf den Weg, bleib nicht stehen, lauf solange du kannst, völlig egal wohin. Und laß dir nicht einreden, diese Krankheit sei dein unausweichliches Los! Denk dich nicht kränker, als du bist!«

Auf dem Gebiet »Was-will-ich« besteht bei vielen MS-Kranken ein empfindlicher Mangel. Das Gebiet »Was-soll-ich« ist dagegen viel zu gut ausgeprägt, ist übergewichtig. Deshalb haben ganz junge Menschen mit der Diagnose MS so schlechte Prognosen, sie können den eigenen Weg ja noch gar nicht gefunden haben und sind von dem »Was-soll-ich« noch sehr abhängig. Wie können sie jetzt anfangen, den eigenen Weg zu gehen, wenn die Füße nicht verläßlich tragen?

Die, die bereits ganz jung im Rollstuhl landen, angewiesen auf die Eltern, auf Gedeih und Verderb abhängig von ihnen, sprechen mit leuchtenden Augen davon, wie sie sich noch selbst fortbewegen konnten. Die junge Frau im Rollstuhl wäre bestimmt froh, wenn sie noch so laufen könnte wie Benni – oder wie ich. Und ich wäre froh, so laufen zu können wie er. Viel zu früh habe auch ich akzeptiert, daß ich etwas nicht mehr konnte.

Lieselotte, eine andere noch sehr junge Frau, sie war fast noch ein Mädchen, wollte ich viel später ermutigen, sich lieber Gedanken über die Situation, in der bei ihr die ersten Anzeichen der Krankheit aufgetaucht waren, als über Ernährungsvarianten zu machen. Sie war wegen der zweiten Sehnerventzündung innerhalb kurzer Zeit in der Klinik, um sich einen intravenösen Cortisonstoß geben zu lassen.

Lieselotte »fraß« die ganze Zeit Bücher über Diäten in sich hinein, wurde verständlicherweise immer verstörter dabei und hatte entsetzliche Angst. Sie war eine hübsche junge Frau, schlank und beweglich; die ein halbes Jahr früher erhaltene Diagnose steckte ihr buchstäblich in den Knochen, in jeder Zelle, ich konnte sehen, wie verzweifelt sie war.

All meine Erinnerungen an diese entsetzliche Phase kamen zurück zu mir, diese rastlose Unsicherheit, was soll ich nur tun, wo ist jemand, der mir helfen, mich beraten kann, der meine Verzweiflung versteht? Diese innere Unruhe, die MS begleitet, dieses unausgesprochene »Wie verhalte ich mich jetzt richtig, damit dieser Alptraum vorübergeht«.

Das gleiche hatte ich doch auch durchgemacht, wie gut konnte ich sie verstehen, wie gerne hätte ich ihr ein bißchen von meinen Theorien erzählt und ihr Mut gemacht, sich nicht zusätzlich zu dieser Krankheit auch noch auf ein das Immunsystem schwächendes Medikament einzulassen! Denn die Schulmedizin unterdrückt mit Cortison und anderen »Hämmern« zur Langzeiteinnahme die Aggression des Immunsystems gegen den eigenen Körper. Ich habe noch nie gehört, daß damit dieser Krankheit beizukommen ist.

Die Autoaggression muß man ausschalten, um wieder gesund zu werden.

Bei ihr waren in der letzten Zeit immer wieder Sehstörungen aufgetreten, so daß ich nicht davon ausging, daß ihr eine ruhige Phase bevorstand. Sie schien mir bereits in diesem »Terror im Kopf« zu versinken. Leider hat Lieselotte ziemlich abgeblockt, es war wahrscheinlich noch zu früh, sie hoffte noch auf Hilfe von außen. Die Art, wie Lieselotte sich verzweifelt gegen die permanenten Einmischungen, die

Übergriffe ihrer resoluten Mutter gewehrt hat, dann aber trotzdem jedes der zahlreichen Telefongespräche mit »Bussi, Bussi« beendete, haben bei mir sämtliche Alarmklingeln schrillen lassen!

Ich habe ihr angesehen, daß sie innerlich gekocht hat, wie gern sie einfach eingehängt hätte, weil es ihr zuviel wurde – sie hat es nicht getan.

An ihrem Beispiel sah ich es wieder: Es sind nicht die großen Dinge im Leben, die uns krank machen, es sind die vielen kleinen, um des lieben Friedens willen hinuntergeschluckten Einwände, die unzähligen verpaßten Gelegenheiten, das »Bussi, Bussi«, statt den Hörer auf die Gabel zu werfen, die vielen nicht gelebten Impulse. Wo ist ihr Zorn geblieben, wenn sie sich verhielt wie es von einem braven Töchterchen erwartet wird? Durch manche ihrer Äußerungen hat sie vordergründig schon fast selbstsicher gewirkt, wie viele Frauen mit MS, darunter verbargen sich auch bei ihr Schuldgefühle und ein wenig fundiertes Selbstwertgefühl. Lieselotte wohnte bei ihren Eltern, war die jüngere Tochter ...

Sie war eine wirklich nette junge Frau, es hat mir beinahe das Herz im Leib umgedreht, sie so entnervt zu sehen und genau zu wissen, daß sie sich eben nicht Luft machen würde in einem großen Krach. Sie war schon über die Phase hinaus, in der sie bloß Gefühle verdrängte. Sie unterdrückte bereits den Impuls, er konnte sich nicht mehr gegen den mentalen Widerstand durchsetzen, den sie gegen ihn aufgebaut hatte. Und sie spürte in sich längst diese beiden

Schuldgefühle, die einander ausschlossen. Einerseits: »Du bist jetzt aber keine brave Tochter«, gegen: »Nun wehr dich doch gegen ihre Bevormundungen!« Und dann Lieselottes Mutter, die zu meinem Bett kam und mir zuflüsterte: »Ich mach mir ja solche Sorgen um meine Tochter! Glauben Sie denn, daß Lieselotte jemals Kinder bekommen wird? Wir wünschen uns doch Enkel.«

Es würde unendlich viel Mut erfordern, wenn sich Lieselotte trotz der Diagnose im wörtlichen Sinn *auf die eigenen Füße stellen* und von zu Hause ausziehen würde. Ich würde es ihr raten, hatte ich doch sieben Jahre Ruhe vor der Krankheit, als ich mich dazu durchrang, meinen Mann zu verlassen!

»Zieh aus von zu Hause«, hätte ich ihr so gerne empfohlen, wenn sie für ein solches Gespräch ein bißchen offener gewesen wäre, denn ich sah, welcher Weg andernfalls vor ihr lag. »Zieh auf der Stelle aus! Oder willst du bald wieder hier landen? Wenn du die Aggressionen wieder gegen dich selbst gerichtet hast statt gegen den Menschen, dem sie eigentlich gegolten hätten?«

Mit dem Ausziehen ist es natürlich auch für diese junge Frau nicht getan, ebensowenig wie für mich die Lösung des Grundproblems war, meine jeweiligen Männer zu verlassen. Wo immer ich hingegangen bin, ich habe nur mich dort getroffen, wie der Hase war ich immer schon da. Wirklich eigenständig zu werden wäre die Lösung, aber meist bekommt man das allein nicht mehr hin.

Sind es die Mütter? Ja, es sind die Mütter, die uns zu

dem gemacht haben, was wir sind. Und davor waren es deren Mütter und immer so weiter ...

Auch die meine, eine allseits geachtete, kluge, bescheidene und liebenswerte Frau, die so wenig Freude in ihrem Leben gefunden hatte und die mich nicht loslassen konnte. Ich weiß heute, daß man als Mutter jede Menge Gelegenheit hat, etwas falsch zu machen. Deswegen will ich auch die Mütter nicht mit hartem Schwarzweißdenken bestrafen. Meine Mutter war sowohl eine gute und liebevolle Mutter als auch eine, die mir viele Steine auf meinen Weg gelegt hat, sicher nicht wissentlich, aber real. Und auch ich bin schließlich Mutter, und auch ich habe meinem Sohn wahrscheinlich einiges in den Weg gelegt. Ich hoffe nur, daß er sich etwas leichter tut, wenn er sie überklettert. Er ist schon dabei und traut sich einiges zu.

Nicole ist jetzt siebenundzwanzig Jahre, sie sitzt im Rollstuhl, braucht bei allem Hilfe, wird gefüttert und schläft viel. Sie wohnt ebenfalls zu Hause und sagt mühsam: »Wenn sie endlich ein Mittel gegen MS gefunden haben, dann ziehe ich aber aus. Hoffentlich finden sie bald eines, damit ich noch nicht zu fertig bin, ich will doch noch leben, ich bin doch noch so jung.«

Es gibt mir immer einen Stich, wenn ich diese jungen Menschen sehe, ihr Leben hat noch gar nicht richtig begonnen und soll doch schon wieder enden. Dann wünsche ich mir so sehr, daß dieses Mittel, auf das alle warten, endlich kommt. Erst kürzlich las ich in der Zeitung, daß Forscher zerstörtes Myelin inzwischen bei Ratten wieder aufbauen können. Ob es noch lange dauert, daß der Neurologe sagt: »Was, MS haben Sie, ja da verschreibe ich Ihnen doch gleich ...!«

Davon wird jedoch dieser entsetzliche Kleinkrieg gegen sich selbst nicht zu beenden sein. Genauso wie eine Kopfschmerztablette nichts helfen würde, solange man sich mit einem Vorschlaghammer gegen den Kopf schlägt, so wird die Autoaggression nicht aufhören, wenn man Pillen dagegen schluckt. Diese Veränderung muß von innen kommen, und damit kann jeder auf der Stelle anfangen. Das Mittel dagegen haben wir in uns, Veränderungen, die von außen einwirken, wenn es dieses Mittel einmal geben sollte, beseitigen allerhöchstens das Symptom.

Wenn unsere Mütter und Väter uns nicht stark, unabhängig und frei gemacht haben, dann können wir das heute ändern. Das ist unsere Herausforderung, die Aufgabe gerade für jugendliche MS-Patienten. Sie können sich dafür jede Hilfe holen, sie bekommen Therapien, wenn sie nur wollen, und gerade bei ihnen läßt sich der eingeschlagene Weg korrigieren, weil der Rückweg zu den Gefühlen nicht so lange dauern wird!

Veränderungen beginnen im Kopf! Es ist nicht einfach, aber es ist möglich! Hätten die Eltern, weil sie es nicht besser wußten, uns beigebracht, daß die Erde eine Scheibe ist, das würden wir doch längst geändert haben! Eine solche falsche Aussage vom

Verstand her zu revidieren erscheint natürlich ungleich einfacher. Fehlende Identifikation mit den eigenen Gefühlen – der Dreh- und Angelpunkt von MS – ist eine emotionale »Behinderung«, die sich aus unendlich vielen unterschiedlichen Komponenten zusammensetzt. Jede davon wirkt in die andere hinein, alles ist untereinander verflochten mit Ängsten, schlechten Erfahrungen, bedrückenden Erlebnissen, die auch für einen Jugendlichen nur dann zu überwinden sind, wenn er anfängt sich selbst anzuerkennen, sich ernst zu nehmen und zu lieben.

Mutter? Vater? Ach, wer auch immer! Ich bin ja schließlich auch noch mit von der Partie, und ich werde künftig weder Vater noch Mutter die Verantwortung für mein eigenes Leben überlassen! Ich werde es in die eigenen Hände nehmen und selbst herausfinden, wie ich leben will!
Ich habe mich über so viele Jahre bis über beide Ohren in meine Psyche vergraben, dort nach den entsetzlichen Fehlern gesucht und keine gefunden, die Rechtfertigung für diesen schrecklichen Selbsthaß sein könnten. Ich weiß nun ziemlich genau, warum ich bin, wie ich bin. Und es ist gut so, wie es ist!

Erste Hilfe gegen den
»Terror im Kopf«

Sie wissen nun die Verkettung von nicht wahrgenommenen Gefühlen, mangelndem Selbstwert und Schuldgefühlen. Sie kennen diese Probleme auch bei sich und denken jetzt, da kann man doch nicht einfach einen Schlußstrich ziehen?
Doch.
Aber auch diese Veränderung muß zuerst im eigenen Kopf geschehen, denn dort wurden diese Gedanken ja gemacht, dort kreisen sie ständig und nur dort sind sie gültig. Befreien Sie sich, Sie werden sehen, wie erleichternd es ist.
Nehmen Sie einen Stift, einen Zettelkasten mit vielen kleinen Zetteln oder einen kleinen Block. Stellen Sie einen Papierkorb mitten ins Zimmer, und dann kann es losgehen:
Es fällt Ihnen aus der Erinnerung oder aus aktuellem Anlaß etwas ein, was in Zusammenhang mit einem Schuldgefühl steht. Zum Beispiel: Sie haben im Ärger eine Seite aus dem Buch gerissen, sie in den Papierkorb geworfen, am anderen Tag haben Sie sich dann darüber ein wenig geärgert, weil Sie sie nun doch gerne fertiggelesen hätten. Die Bibliothekarin der Bücherei hatte es nicht vorrätig, sie konnten die Seite also nicht kopieren; und besonders hilfreich ist

diese Frau sowieso nie. Ihre Freundin fand Ihr Verhalten schon irgendwie seltsam und hat Ihnen doch tatsächlich erst nach einer Woche die Kopie in den Briefkasten gesteckt, um die Sie sie gebeten hatten. Auch darüber haben Sie sich geärgert, andererseits fühlten Sie sich aber auch schuldig, weil Sie Ihrem spontanen Ärger so einfach gefolgt waren. War ja auch ziemlich blöd usw. usw.

Schreiben Sie nun ganz genau, eventuell sogar durchnumeriert, auf je einen Zettel:
1. Ich darf mich nicht über X. ärgern, ich bin doch selbst schuld.
2. Ich darf meinen spontanen Gefühlen und Impulsen nicht folgen, wo kämen wir denn da hin!
3. Ich darf Frau Z. aus der Bibliothek nicht unengagiert finden. Sie kann ja nichts dafür, wenn ich ... usw. usw.
Schauen Sie sich nun doch mal an, was da steht! Nehmen Sie jeden Zettel einzeln in die Hand, lesen Sie ihn. Löst das irgendeine Reaktion in Ihnen aus? Löst es irgendein Problem in Ihrem Leben, so zu denken? Welches Gefühl kommt da hoch? Wer hat das gesagt und vor allem wann? Hat man Ihnen damals nicht auch verboten, allein über die Straße zu gehen? Schauen Sie sich den Zettel noch mal an. Spüren Sie dabei, wie falsch und unsinnig das ist, was da draufsteht? Wenn Sie wirklich darüber nachdenken, bleibt irgend etwas davon bestehen? Wohl kaum.
Machen Sie sich klar, welche Einschränkungen, wie viele Verbote zu diesem einzigen Vorgang in Ihrem

Kopf herumgespukt haben. Und dann machen Sie sich ein Fest daraus!

Zerknüllen Sie nun jeden einzelnen Zettel, z. B. mit den laut gesprochenen Worten: »Blödsinn, natürlich darf ich mich ärgern. Es ist sogar befreiend, wenn ich es mir erlaube.«

Und dann werfen Sie Ihren ersten Zettel schwungvoll in den Papierkorb. Sehr hilfreich ist es auch, das zu dem zu sagen, der diese Botschaft in Ihren Kopf gesetzt hat, also beispielsweise: »Natürlich darf ich mich ärgern, Onkel Hubert, soviel ich will!«

Das ist nicht nur ein Spiel! Doch unterschätzen Sie nicht die Wirkung solcher Aktionen auf Ihre Psyche! Wenn Sie die Numerierung bis zum Abend durchhalten, dann können Sie nicht nur an der Zahl der Papierknäuel feststellen, wie viele Schuldgefühle, Vorurteile oder Verbote insgesamt Ihre Lebensfreude bis zu diesem Tag eingeschränkt haben. Sie werden auch feststellen, daß es zu jedem Thema eine ganze Reihe von Einwänden in Ihren grauen Zellen gibt. Weg auch damit!

Und glauben Sie nicht, daß es mit einmaligem Schreiben, Zerknüllen und Wegwerfen getan ist. Immer wieder werden Sie dieselben Sätze schreiben müssen, die Frage ist nur, wer ausdauernder ist und siegen wird. Sie und Ihr Wille, Ihr Leben zu verändern, oder diese lächerlichen Botschaften, die Sie als Kind angenommen haben und dann im entsprechenden Alter nicht mit Ihrem Teddy in der Spielzeugkiste verschwinden ließen. Sie sind für Ihr heutiges Leben jedoch falsch, und deshalb können Sie sie getrost über Bord werfen.

So leicht darf man es sich doch nicht machen! Ich höre förmlich den Einwand und hätte eben dies früher auch gesagt. Trotzdem weiß ich heute: Doch, genau so leicht ist es.

Diese Vorstellung, daß Sie immer möglichst perfekt zu funktionieren haben und die Wünsche und Erwartungen anderer erfüllen müssen, schon bevor die sie überhaupt geäußert haben, hat Ihnen vor langer Zeit jemand beigebracht. Eltern, Schule, religiöse Erziehung, es ist egal, wer es war, wichtig ist nur, daß Sie es ändern.

Keine Tat hier auf Erden bleibt ohne Resonanz, und jedes Wort, das man spricht, erzeugt eine Realität. Jedes Schuldgefühl vermittelt permanent ein schlechtes Grundgefühl. Ein Schuldgefühl, das man nicht ausreißt mit Stumpf und Stiel, wird Ableger bilden, ich möchte sie fast Metastasen nennen, die sich ineinander verweben, sich gegenseitig bedingen, potenzieren und einander wie auf Knopfdruck gegenseitig immer wieder hervorrufen.

Nicht genügend für einen anderen oder zur Erreichung eines Zieles getan zu haben, auch das ist ein Schuldgefühl. Doch diesen Vorwurf kann man jedem machen, immer. Könnten Sie es definieren, wenn Sie genügend getan hätten? Wann wäre es denn genügend gewesen?

In Ihren Augen wahrscheinlich nie, machen Sie sich auch das bewußt. Dazu ist jede Methode recht, die beschriebene ist nur *eine* von vielen, sie können jede andere wählen, aber tun Sie es! Wenn Sie etwas erkennen, dann ändern Sie es. Sofort! Wenn Sie es sich noch nicht zutrauen, dann behalten Sie es wenigstens im Auge!

Uralte Forderungen und Verbote, die sich oft sogar auch noch widersprechen und die niemand einem Erwachsenen gegenüber aussprechen würde, werden Sie finden. Sie wirken trotzdem bis in diesen Augenblick hinein und darüber hinaus, wenn Sie dem nicht einen Riegel vorschieben. Hören Sie auf, sich über fremde Regeln zu definieren, leben Sie nach Ihren eigenen. Schuldgefühlen sollten Sie in Ihrem Leben keinen Raum mehr einräumen. Etwas dermaßen Perfektes, wie manche MS-Kranke es anstreben, kann doch nichts Lebendiges sein!

Die Schlingen, die diese Pflanzen treiben und in denen wir uns immer wieder verfangen, nennt man Schuldgefühle, Selbstvorwürfe und -zweifel, die Hölle eben, die sich viele MS-Kranke im Leben bereiten, weil sie sich selbst nicht annehmen können. Schuldgefühle veranlassen uns dauernd zurückzuschauen, wo wir gegenüber anderen einen Fehler gemacht haben könnten. Dabei können wir das völlig außer acht lassen. Um gesund zu werden, sollte jeder Kranke den Blick erst einmal auf sich richten. Kein Mensch wird davon krank, wenn er etwas Gemeines getan oder zugelassen hat. Nur sich selbst zu verfolgen macht krank. Schauen Sie nach, richten Sie Ihren Blick auf die Gewohnheit, sich zu kritisieren und zu bestrafen. Aber einen liebenden und fürsorgenden, auf keinen Fall einen kritischen! Ändern Sie es jetzt, es bedarf nur Ihrer Entscheidung!

Wie leben mit der Angst?

Aus heiterem Himmel erkrankt wirklich niemand, aber es ist nahezu klassisch: Wenn ich Mitpatientinnen nach dem seelischen Befinden vor Ausbruch der Krankheit frage, dann höre ich oft, daß eigentlich nichts Besonderes vorgefallen wäre.

Und weiter geht es dann oft folgendermaßen: »Nun gut, die berufliche Situation meines Mannes war damals nicht einfach, er mußte doch sein Studium abbrechen wegen meiner ersten Schwangerschaft, das hat mir wirklich leid getan für ihn. Er hat es wohl nie so ganz verkraftet und daß sich die Ehe dadurch immer schwieriger gestaltete, war schon belastend. Obwohl er mir eigentlich fast nie Vorwürfe gemacht hat, weil er annahm, daß ich wohl die Pille vergessen hatte. Auch die finanzielle Situation, wir hatten gerade das Haus auf dem Grundstück der Schwiegereltern gebaut – und dann die erneute Schwangerschaft...« Da werden dann Katastrophen aufgereiht, die ohne weiteres für mehrere Ehepaare ausreichen und am Ende der Auflistung kommt dann: »Sonst war eigentlich nichts.«

Nicht wahrgenommene, noch zum Zeitpunkt der Fragestellung auch vor sich selbst total verdrängte Ängste. Auch Aggressionen, auch Sorgen, eben Gefühle. Vor allem jedoch die Angst, an dieser Situation schuld zu sein. Allein die Tatsache, daß sie ihrem Mann hoch anrechnet, daß er ihr die beiden Schwangerschaften nicht vorwirft, zeigt mir, welche Ängste dahinter stehen.

Ab und zu wage ich dann zu fragen: »Findest du wirklich, daß das alles nicht besonders gravierend war? Und fällt dir eigentlich auf, daß du dich ausschließlich über deinen Mann definierst? Ich habe dich doch zu deiner Situation damals gefragt, nicht zu eurer.«

Hilflose Geste, ratloser Blick und dann die Feststellung: »Ich denke schon mehr an andere als an mich, aber das ist doch nicht falsch, oder? Und andere haben doch auch Probleme in der Ehe oder im Beruf, davon wird man doch nicht krank.«

Doch, wir schon!

Mit Sicherheit nicht von diesen Problemen, vielleicht auch noch nicht davon, daß man sich das Gefühlschaos nicht eingesteht, es wegsteckt, es verdrängt. Doch dieses Verdrängen hat einen Grund, und der macht krank. Es ist Angst, die dahinter steht. Angst davor, das man an dem Gefühlschaos selbst schuld sein könnte, sich das eigene Verhalten, das Hoffen und Wünschen übelnimmt und sich vorwirft, daß man kein Mittel findet, die Harmonie wiederherzustellen. Dann kann nicht nur einfach zwischendurch mal eine Grippe kommen: Dann ist bei entsprechender Veranlagung die Autoaggressionskrankheit da, denn ab diesem Zeitpunkt liegt man nicht mit der Umwelt im Clinch, sondern mit sich selbst.

Sich auf die Suche zu machen nach seinen Gefühlen ist der erste Schritt, der nicht leichtfällt, denn wir verdrängen unsere Gefühle ja nicht deshalb, weil es uns solchen Spaß macht, sondern weil wir sie – und vor allem die Konsequenzen, die sie haben könnten – fürchten.

Ich weiß aus eigener Erfahrung, daß es unendlich schwierig ist, jahrelang eingeübte Praktiken loszulassen, denn sie hatten ja früher eine Berechtigung, sie haben das Leben erleichtert, weil sie gewisse Ängste von uns ferngehalten haben, denen wir früher (z. B. als Kinder oder als Jugendliche) nicht gewachsen gewesen wären. Aber diese Zeiten sind vorbei, wenn Sie es nur wollen. Jetzt machen diese Gewohnheiten das Leben schwer. Unsere früheren Ängste müssen uns nicht mehr erschrecken, denn wir sind inzwischen erwachsen geworden und können uns ihnen stellen.

Soziale Ängste sind einschränkend im Leben, ohne jede Frage. Die Angst, verlassen zu werden, gehört dazu sowie die Angst, nicht mehr geliebt zu werden. Es gibt jedoch auch die wesentlich tiefersitzende Angst, die man verspürt, wenn man sich aufgrund der verdrängten Gefühle immer weiter von sich selbst entfernt, ganz zu schweigen von der Angst, durch MS immer unbeweglicher zu werden. Und so wird es kommen, wenn Sie nicht versuchen, sich Ihren Ängsten zu stellen. Holen Sie sich fachkundige Hilfe dafür, wenn es allein zu beunruhigend ist.

Auch sensibel zu werden ist bei MS so wichtig! Doch nicht das, wovon man meint, daß es erwartet wird, muß man herausspüren (da sind wir schon zu gut), sondern das, was wir selbst wollen, brauchen, was uns guttun würde. Denn auch dem anderen tut es ja nicht gut, wenn er uns als aufrichtige Person nicht wahrnehmen kann, weil wir nur seine Erwartungen erfüllen, anstatt ihm ehrlich unsere abweichenden Vorstellungen zu sagen. Das macht uns Angst. Sich dieser Angst zu stellen bedeutet, den Weg aus der Multiplen Sklerose zu finden.

Es ist sehr mühsam zu unterscheiden zwischen

1. den eigenen wirklichen Gefühlen und

2. den Gefühlen, von denen man denkt, daß man sie eigentlich jetzt haben sollte.

Und dann gibt es noch

3. die Gefühle des Gegenübers, die sehr oft auch total unrealistisch eingeschätzt werden, weil der Wunsch, dessen Erwartungen zu erfüllen, sehr viel größer ist und sich schneller einstellt als das realistische Erkennen der Bedürfnisse des anderen.

Wir alle sollten uns Zeit nehmen, viel Zeit, bevor wir wieder einmal einen Wunsch erfüllen, den der andere so vielleicht gar nicht hat. Und wenn die Angst aufsteigt, daß wir nicht lieb und nett genug sind? Aushalten!

Wenn unser Gegenüber einen Wunsch an uns richtet, dann verwenden wir noch einmal die gleiche Zeit dazu zu überlegen, ob wir ihn denn überhaupt erfüllen wollen. Und dann wird es schwer, denn wenn wir das nicht tun, dann müssen wir aushalten, daß uns der andere weniger nett findet, worauf wir jedoch unheimlich angewiesen sind. Es würde sich

da nämlich einiges verändern in den Beziehungen –
und das macht Angst, natürlich. Mir auch. Doch
jetzt stelle ich mich, und die größeren Ängste werden dadurch jedesmal ein wenig kleiner. Bisher hat
da noch nie jemand negativ reagiert, im Gegenteil.
Wir müssen lernen, die Ängste auszuhalten, damit
wir gesund werden.
Mein Weg ist jetzt viel selbstbestimmter, seit ich
(immer besser) weiß, was ich will, und gelernt habe,
einfach nein zu sagen. Auch in solchen Situationen
geht es einzig und allein darum, was ich in dieser
Sekunde will. Will ich mitstreiten, mich hineinziehen lassen, dann los! Aber wenn ich es nicht will,
dann sage ich es jetzt. Und das ist auch noch ziemlich neu für die anderen, die lernen müssen, daß ich
nicht immer das will, was ich wollen soll!
Nun tun ja auch Menschen, die nicht MS haben,
nicht immer nur das, was sie wollen. Auch sie erfüllen die Wünsche anderer, stecken zurück, statt nur
auf sich zu schauen. Stimmt, aber bei MS-Kranken
geht das viel zu automatisch. Wenn man MS loswer-
den möchte, geht es ausschließlich darum, es sich
bewußt zu machen, daß sich die nicht so altruisti-
schen Persönlichkeitsanteile ganz schrecklich ärgern, wenn sie ständig unterdrückt werden.
Natürlich darf und kann man Kompromisse machen,
aber es muß klar bleiben, wo der eigene Standpunkt
war. Wenn ich sage: Ich stehe hier. Du stehst da.
Treffen wir uns doch in der Mitte, dann ist das ja
völlig okay, und kein Mensch wird krank davon!
Wenn ich allerdings viel zu schnell meinen Stand-

punkt aufgebe, dann ist es nicht okay für mich. Zu einem echten Kompromiß kommt man nur durch eifriges Handeln wie in einem Bazar. Lassen wir uns doch ruhig Zeit dafür! Lassen wir uns doch ein bißchen betteln!

Wieder taucht die Frage auf: Darf ich wirklich wollen, was ich will? Ich will. Das ist schon fast wie mit dem Fuß aufstampfen, gar nicht brav! Aber ich will noch so viel und habe einfach keine Übung darin.

Kämpfen, fordern, einklagen? Habe ich doch nicht nötig! Damit habe ich die Angst verdeckt. Ich streite doch nicht deswegen, ist ja lachhaft!

Situationsadäquates Aggressivitäts-Training wäre eine sinnvolle Gruppentherapie, die man in MS-Kliniken anbieten sollte, Hauptgewicht auf dem Bereich Selbstbehauptung. Nur würde keiner hingehen, ich weiß es, denn dieses Thema ist doch nichts für uns!

Wann und wo aber spürt man in einer MS-Klinik ganz deutliche Aggressionen? Vor dem Untersuchungszimmer. Denn man bekommt auf der Station einen Zettel, da steht eine Uhrzeit drauf, und man kann sich nicht genug wundern: Obgleich die Patienten den ganzen Tag nichts anderes zu tun haben, als herumzusitzen, sitzen sie mit vorwurfsvollem Gesicht da, nölen vor sich hin und erwähnen gegenüber anderen Wartenden ständig, daß sie nun schon mindestens zehn Minuten hier sitzen, obwohl sie doch einen Termin hatten!

Und wenn dann die Türe des Zimmers aufgeht und sich der Arzt dafür entschuldigt, daß es etwas länger gedauert habe, dann kommt das obligate: »Das macht doch wirklich nichts.«

Doch Spaß beiseite, das gibt es in anderen Kliniken sicher auch mal, trotzdem: Im täglichen Leben, dort wo andere längst auf die Barrikaden gehen, da haben MS-Patienten noch immer Hemmungen, mit der Faust auf den Tisch zu schlagen und damit endlich ihre tatsächlichen Gefühle zu demonstrieren, die werden verdrängt bis ins allerletzte, obgleich der Ärger groß ist. Und wenn sie wirklich doch einmal in die Luft gehen, hat das Ziel ihrer Attacke manchmal das Gefühl, als bräche ein Staudamm, dann überreagieren sie oft völlig unangemessen und haben damit hinterher einen noch triftigeren Grund zum totalen Rückzug.

Irgendwann wird einem natürlich bewußt, daß da im Untergrund diese gefürchteten »negativen« Emotionen lauern, daß sie überhaupt nicht weg sind, sondern sich zu einem nahezu unüberwindlichen Berg auftürmen, denn sie sind ja mit Fug und Recht vorhanden, sie sind ja dazu da, daß man sie spürt. Und sie werden so lange immer stärker, bis wir uns endlich mit ihnen beschäftigen.

Wenn es MS-Patienten so richtig schlecht geht, wenn die Gefahr besteht, daß die tief verdrängte Angst übermächtig werden könnte, für den Rest des Lebens unbeweglich zu bleiben und dann wirklich alles hinnehmen zu müssen, dann schlägt ihre lähmende Angst manchmal um in Euphorie, in ein für MS-Patienten nicht nur im fortgeschrittenen Stadium ganz typisches Verhalten. Das ist ihre Reaktion, um die traurige Realität erträglicher zu machen.

So etwa Herbert, der uns begeistert und euphorisch berichtet, daß seine Frau phantastischerweise immer dann nach Griechenland ans Meer fahren kann, wenn er in der Klinik ist! Gefühle von Neid, Bedauern, Traurigkeit oder auch Zorn darüber, daß er nicht mitkann? Fehlanzeige.

Oder Gudrun, die ganz glücklich ist und freudig erregt davon erzählt, daß es den Rollator nun auch in Blau gibt, der genau zu ihrem Sofa paßt, was für eine Freude! (Ist es nicht ein Glück, MS zu haben?)

Das Verbergen, das Wegstecken, das Verlernen der einfachsten Gefühle ist eine ganz furchtbare Voraussetzung/Konsequenz/Verhaltensweise bei MS.

Was herauskommt, ist Lähmung, Stillstand und dabei die Erkenntnis, daß unser eigenes Leben nur an uns vorbeifließt, ohne daß wir eingreifen, es ändern dürfen.

»Tu einfach das, wovor du die meiste Angst hast«, würde in meinem Fall bedeuten: Mach dich angreifbar und kämpfe für deine Ziele. Das kann einsam machen, doch längst nicht so einsam, wie man neben einem Partner sein kann. Es macht stark und gesund, auch einmal unterzugehen mit fliegenden Fahnen. Je abhängiger ein Mensch von der Anerkennung seiner näheren Umwelt ist, desto gefährdeter ist er. Je unabhängiger ein Mensch sein kann, auch zu seinen Schwächen steht, desto besser ist er vor MS geschützt.

Das neuentdeckte
Ich

Meine jetzige Therapeutin wird meine letzte sein, ich habe unendlich viel erkannt mit ihrer Hilfe, das Ausmaß meiner unterdrückten Gefühle wurde mir bewußt (ich mußte diese Einsicht nicht mehr unterdrücken!), und ich erkannte, wie gnadenlos ich über mich, aber auch über andere urteilen und sie verdammen konnte. Und ich lernte, mir dafür nicht böse zu sein, daß ich bisher so viele »Fehler« gemacht hatte.

Bei zur Schau getragener extremer Liebenswürdigkeit, bei zur Ideologie gemachter Friedfertigkeit und Toleranz kam bei mir dieselbe extreme Härte zum Vorschein, die ich auch in manchen Gesprächen mit MS-Kranken unterschwellig spüren kann. Ein einmal eingeschlagener Weg wird nicht freiwillig verlassen, unbeugsamer Wille wird eingesetzt, um ein Ziel zu erreichen, statt einfach zu sagen: Tja, geht halt nicht. Eine Rigidität kommt dabei zum Tragen, die Unfähigkeit, sich wechselnden Bedingungen flexibel anzupassen. Es fällt mir nicht leicht, mit allem, was ich erkannte, nun nicht noch strenger mit mir zu sein. Mein Perfektionsanspruch lauert noch immer in allen Ritzen, doch er kommt nicht mehr wie früher zum Zug.

Entweder fand ich jemanden gut oder böse, es war das exakte Muster meiner Kindheit, das ich immer schrecklich gefunden hatte. Trotzdem übertrug ich es völlig unbewußt auf jeden, gnadenlos. Natürlich erwartete ich von allen anderen, daß sie genauso dachten, mich ebenfalls ganz schnell in die Negativ-Schublade stecken würden, wenn ich mich einmal danebenbenahm. Vorsicht war also angesagt in vielen Kontakten und Beziehungen, damit das nicht passierte.

Wenn es weiter oben hieß, daß MS-Patienten sich zu stark anpassen, ist das kein Widerspruch, denn ihre unnachgiebige Härte richten sie in den seltensten Fällen für jeden sichtbar nach außen. Ich habe es ja auch nur im verborgenen getan, wenn ich zum Beispiel jemanden von Schublade A in Schublade B umquartierte, ohne daß er selbst oder sonst irgend jemand das mitbekam. MS-Kranke können diese Härte nicht nach außen richten, alles wäre ja in Ordnung, wenn sie dies täten, z. B. um irgendwelche schlechten Bedingungen zu ändern, sich durchzusetzen oder sich spontan zu wehren. Sie richten die Härte gegen sich selbst, verfolgen die Ziele ohne jede Weichheit, eben rigide.

Im gleichen Maße, in dem ich intolerant und gnadenlos gegen mich selbst war (heimlich), verfolgte ich (heimlich) mit genau der gleichen Rigidität Menschen, mit denen ich scheinbar auf gutem Fuße stand. Solange ich Fehler nicht zu sehen bereit war, bestand keine Gefahr, daß ich anfangen würde zu streiten. Wenn ich dann erkannte, daß es sich doch um Menschen handelte, nicht um überirdische Wesen, wechselten sie klammheimlich die Schublade, streiten war wieder nicht nötig.

Ich begann während meiner Therapie auch emotional zu lernen, daß ich Fehler und Schwächen sowohl bei mir als auch bei anderen immer finden würde. Auch hier mußte ich einfach einsehen, daß ein Fehler nicht unbedingt den Schluß, der Mensch sei böse, nach sich ziehen muß. Und ich mußte feststellen, daß meine Erkenntnis oft nicht sehr weit reicht, und das ist das Fatale: Immer wieder stehe ich im Zusammenhang mit meiner Gefühlswelt, vor allen Dingen mit ihren Blockaden, vor Einsichten, und sie kommen mir dann so völlig neu und total revolutionär vor, als hätte ich den Stein der Weisen entdeckt. Und dabei habe ich bloß etwas herausgefunden, was anderen sowieso völlig klar ist, schon immer.

Jede noch so kleine Erkenntnis in diese Richtung überrascht mich, es scheint mir z. B. einfach unfaßbar, daß auch Menschen, die man eigentlich mag, eine Schwäche zeigen, auch einen Fehler machen können.

Auf intellektueller Ebene weiß ich das natürlich alles, ich bin ja nicht dumm. In meinen Gefühlen empfinde ich mich in dieser Hinsicht jedoch wirklich als behindert.

Wenn jemand einen »Fehler« offen zeigt, sich also angreifbar macht, dann ist er ja in Wahrheit wesentlich mutiger als ich, ich sollte ihn dafür eher bewundern, als ihm deshalb furchtbar böse sein. Er ist dann noch immer derselbe Mensch, mit dem ich sonst lache, mich unterhalte, ihn ja mag, bloß hat er einen »Fehler« gemacht.

Dies ist auch eine große Erleichterung für mich gewesen, denn es hat mir erlaubt, auch bei mir nahestehenden Menschen nicht mehr (voller Angst, daß es anders sein könnte) völlige Fehlerlosigkeit zu erwarten. Vielleicht kann ich es ja künftig akzeptieren, daß Fehler menschlich sind, bei mir und bei anderen.

Mein ungeheurer moralischer Anspruch hat immer verhindert, daß ich meine ehemaligen Partner realistisch einschätzen konnte. Denn wenn ich einen Fehler an ihnen gesehen hätte, dann hätte ich ihn, nach meinen strengen Maßstäben, plötzlich von der Gut- in die Schlecht-Schublade umsortieren und ihn blöd finden, mich von ihm distanzieren müssen. Der weiche Teil meiner Persönlichkeit, der ja durchaus auch vorhanden ist, wollte das jedoch nicht, denn dieser Teil weiß, daß es so einfach nicht sein kann.

Deshalb schlossen beide, der weiche und der harte Teil, der diese strengen Maßstäbe anlegen mußte, den faulen und dummen Kompromiß, daß sie diese für mich problematischen Seiten bei dem anderen überhaupt nicht wahrnehmen würden.

Wenn ich also verliebt war und der Himmel voller Geigen, wie es einem in einer solchen Situation nun einmal geht, dann habe ich die Schwächen dieser Partner vor mir selbst konsequent so lange geleugnet, bis ich vor lauter blinden Flecken den anderen als reale Person überhaupt nicht mehr sah. Und meine Erwartungen waren dann einfach völlig unrealistisch, weil sie der fehlerfreien Person galten, die ich hatte sehen wollen. Hätte ich meinen Heraklit im Kopf gehabt und zugelassen, daß »alles fließt«, dann hätte ich auch die Veränderung in der Beziehung mit Peter als spannende Herausforderung sehen können.

Wenn ich das »Etwas-nicht-sehen-Wollen« zu weit trieb, dann bekam ich prompt wieder eine Sehstörung. Ich könnte sie hier wirklich alle aufzählen, die kleinen Schwächen der verschiedensten Menschen, von denen mein strenger Persönlichkeitsanteil fand, sie dürften nicht sein, weil sie nicht in das Bild paßten, daß ich mir zurechtgelegt hatte. Zu kompliziert? Ich denke, daß es für viele nachvollziehbar sein wird, die der Auffassung sind: Nur ein verdrängtes Gefühl ist ein sicheres.

Ich muß mir diesen Erkenntnisprozeß immer einmal wieder durch den Kopf gehen lassen, um mich dann über mich selbst zu wundern, mir auf die Schulter zu klopfen und anerkennend zu mir zu sagen: »Da hast du ja was ganz Tolles herausgefunden!«

Seit dieser Erkenntnis macht es mir außerdem viel Spaß, bei den Leuten, die in der Gut-Schublade einsortiert sind, Fehler zu entdecken. Ich sage mir dann: Tja, ist auch nicht vollkommen, die Gute!

Und natürlich haben die anderen in der Negativ-Schublade jetzt eine zweite Chance. Mit dieser Einsicht kann ich die Freundin, die ich kürzlich beinahe aussortiert habe, weil sie viel besser ist im Streiten als ich, doch wieder in den engeren Kreis meiner Favoriten aufnehmen, denn ich mag sie ja, auch wenn sie nur ein menschliches Wesen ist ...

Früher habe ich meine Art, schwache Seiten bei anderen Menschen nicht zu bemerken, für einen Kompromiß gehalten, den ich mit mir selbst schloß. Heute lerne ich immer besser, die Sache anzusprechen, wenn möglich auszuräumen, und erst wenn das nicht geht, schließe ich den Kompromiß.

Rigidität ist für mich kein Thema mehr, seit ich merkte, daß ich auch körperlich immer mehr versteifte, wenn ich seelisch eine dermaßen starre Haltung einnahm. Nicht nur Lähmung steht bei MS im Vordergrund, auch Spastik, also Versteifung, die beim Gehen ebenso hinderlich ist. Es ist eine wundervolle Erfahrung, die eigenen Wünsche wahrzunehmen, sich selbst wichtig zu nehmen und trotzdem dabei immer weicher zu werden.

Jetzt nach zwanzig Jahren kann ich auch Hilfe annehmen. Wirklich annehmen, nicht nur peinlich berührt hinnehmen, was ich ja schon länger mußte. Ich benutze von Zeit zu Zeit einen Rollstuhl, laß mich von netten Leuten schieben, weil mir das ermöglicht, Dinge zu tun, die mir sonst verwehrt blieben. Ich muß dabei nicht mehr denken, daß das ganz schrecklich ist, weil ich den Nutzen für mich sehe. Was soll's? Mit all diesen Dingen gehe ich jetzt viel entspannter um, sie ängstigen mich nicht mehr. Gelassenheit war früher ein böhmisches Dorf für mich, ständig mußte ich etwas tun, etwas trainieren, verbessern, verändern, erreichen. Seit ich mein Denken verändern konnte, behalte ich einfach einen positiven Fokus, und die Dinge passieren ...

Und es ist noch gar nicht lange her, daß ich wirklich zu Tode erschrocken morgens in die Höhe schoß mit dem Gedanken: Du kannst unmöglich schreiben, daß du eigene Vorstellungen von deinem Leben hast, was sollen denn deine Leser denken, wenn sie das merken! Und dann legte ich mich wieder entspannt zurück und beschloß, daß sie das ruhig merken durften.

Schlußakkord

Ich habe dieses Buch nicht geschrieben, um mich zu rechtfertigen oder jemand anderem die Schuld an meiner Krankheit in die Schuhe zu schieben. Ich wollte nur wissen, wie es dazu kommen konnte, daß ich als die ersehnte und geliebte Tochter mich von einem aufgeweckten, aktiven kleinen Mädchen in eine junge Frau verwandeln konnte, die über Jahre hinweg nicht damit aufhören konnte, sich dauernd in Frage zu stellen. Ich weiß es jetzt und bin dabei, dieses Rad wieder zurückzudrehen.

Ich habe auf ein Pseudonym verzichtet, weil es ein Teil der Therapie ist, zu mir zu stehen. Ich habe die volle Verantwortung für mich und meine Zukunft übernommen. Ich weiß, wodurch ich diese Krankheit bekommen habe. Ich weiß, wie ich sie beenden kann. Ich bin sicher, daß sie mich nicht weiter lähmen wird, und manchmal weiß ich auch, daß ich mir meinen Traum erfüllen und zu Fuß mit Heiko über die Golden Gate Bridge in San Francisco schlendern werde. Wir werden furchtbar albern sein, ich werde in die Bay hinunterspucken, mich von einer dicken weißen Wolke einhüllen lassen und all das tun, was bei meinem letzten Besuch noch nicht möglich war, denn: Es gibt Untersuchungen über die

Zusammenhänge zwischen Immunologie, Neurologie und Psychologie, sie gehen weit über den psychosomatischen Ansatz hinaus. Ganz kurz zur Quintessenz: Positive Gefühle und Gedanken nehmen meßbar Einfluß auf unsere »Chemie«.

Das ständige Denken an Krankheit prägt sich tief in jede Zelle ein, in Gedankenstrukturen, in Denkmuster. Diese Denkmuster zu verändern ist jetzt mein Ziel. Gedanken an Ausweglosigkeit, Lähmung und Abhängigkeit will ich keinen Raum mehr einräumen.

Erst die Krankheit hat mich aufgeweckt, hat meine Sehnsucht nach Sinn im Leben, nach Selbstverwirklichung ans Tageslicht befördert, ohne sie wäre ich niemals auf den Weg gekommen, auf dem ich jetzt bin. Denn unabhängig von der oben beschriebenen Barbara existiert eine ganz andere, die sehr genau weiß, was sie will, die entsetzlich verletzt ist, wenn sie das nicht bekommt, die innerlich auf die Barrikaden geht, sich empört und diesen ganzen Ärger – dann aufstaut und gegen sich richtete. »Aaaangriff!« schrie die eine Barbara lautlos. So stumm sie konnte antwortete die andere: »Nicht mit mir, niemals!« Und dann versuchte die eine, der anderen den Garaus zu machen für immer und ewig. Und das Myelin in Gehirn und Rückenmark begann zu schmelzen wie Butter im Dampfdrucktopf, und davon bekommt man MS, nur davon.

Was ich da in brenzligen Situationen unter einen Hut zu bringen versucht hatte, war einfach zu konträr, ich hatte es doch nicht geübt, auch nicht in kleinen Ansätzen! Es war Autoaggression und ganz extreme Härte in Reinkultur, begleitet von sich gänzlich widersprechenden »Sollte-Gedanken«. Und dieses kleine Mädchen, das immer hilfloser und andererseits immer wütender wurde, stand daneben und verstand weder das eine noch das andere, es begriff überhaupt nichts mehr.

Diese beiden Persönlichkeitsanteile in kleinen Schritten zu vereinen, zu harmonisieren ist meine Aufgabe für die nächsten Jahre, ich werde damit ordentlich zu tun haben! Und dann hätte ich doch noch gerne ein bißchen mehr vom Leben gespürt, als ich mir die letzten zwanzig Jahre zugestand.

In Anfällen von Galgenhumor, wobei ich zugeben muß, daß die eher selten waren damals, sah ich mich das kleine Rosenbeet, die Trauerweide im Park der alten Klinik umrunden, ähnlich wie Dagobert Duck, der eine tiefe Rille in den Fußboden seines Geldspeichers läuft aus Angst vor der Panzerknackerbande. Diese tiefe Rille, die ich in meinen alten Denkmustern noch immer habe, fülle ich langsam und stetig wieder auf, damit ich nicht ständig in ihr hängenbleibe. Den Zusammenhang zwischen leidender Seele und körperlicher Krankheit aktiviere ich andersherum, um mein Immunsystem wieder dazu zu bringen, mir zu helfen, statt mir weiter zu schaden.

Meine Seele soll soviel Freude mit mir haben, daß meinem Körper nichts anderes übrigbleiben wird, als nachzuziehen! Und sollte es bis dahin noch einige Zeit dauern, dann werde ich diese nutzen, um mich seelisch noch weiter zu stabilisieren, denn der Körper zeigt nicht nur meine seelischen Defizite, er wird auch zeigen, wenn ich nicht mehr starr und unbeweglich an uralten Mustern und Denkweisen klebe, die schon früher verkehrt waren und allein dadurch ihre Berechtigung längst verloren haben.

Ich hatte mich wirklich krank gedacht, in vielen schlaflosen Nächten, voller Verzweiflung und Angst. Ich war viele Jahre ausschließlich auf Krankheit, Behinderung und Lähmung fixiert, habe eine Unmenge Energie in diesen Zustand gepumpt, als ich noch vergleichsweise beweglich und gesund war. Von viel zu vielen Dingen habe ich viel zu früh und viel zu bereitwillig Abstand genommen, weil ich dachte, ich könnte sie nicht mehr.

In diesem Jahr habe ich einige der Dinge, die ich für immer abgeschrieben hatte, getan. Ich bin wieder zurück, die Erde hat mich wieder!

Ich habe meine eigenen Themen, meinen eigenen Weg gefunden. Was für mich richtig war, muß natürlich genau in der gleichen Form auf keinen zweiten passen. Sie werden sich selbst auf Ihren Weg begeben müssen, wenn Sie Ihre Erfahrungen machen wollen. Holen Sie sich Hilfe dafür, selbst unser augenblickliches Gesundheitssystem sieht ein, daß Therapie auf alle Fälle günstiger ist als Siechtum, Pflegebedürftigkeit und Lähmung. Mich hat der weite und oft sehr schmerzliche Weg zu mir selbst letztendlich befreit, belebt.

Ich versuche, all meine Gefühle – auch die schmerzlichen, auch die aggressiven – zu spüren, auch wenn ich manchmal über sie erschrecke.

Ich lausche darauf, was sie mir sagen, und nehme es sehr ernst – was meine Umgebung hin und wieder ziemlich verunsichert, denn ich bin weniger berechenbar geworden.

Ich definiere mich nicht mehr über andere, nehme mich und meine Gefühle ernst, lebe im Einklang mit mir selbst und halte es ansonsten mit dem Autor des »Kleinen Prinzen«, Antoine de Saint-Exupéry, der gesagt hat: »Die Welt, die in mir lebt, ist größer als die Welt, in der ich lebe.«

Anhang mit Fragebogen

Den folgenden Fragebogen gab ich u. a. fünf Frauen, die ich in der Klinik getroffen hatte und mit denen ich ein bißchen besser bekannt geworden war. Diese fünf wirkten auf den ersten Blick offen, freundlich, kommunikativ und wie so viele an MS Erkrankte auch durchaus selbstbewußt. Sie waren interessiert und auch reflektiert genug für meine Bitte, sich die Arbeit (mit teilweise überraschend ausführlichen Antworten) zu machen und sind einverstanden mit dem auszugsweisen Abdruck der von mir gekürzten Versionen.

Ich fasse ihre Lebensgeschichten auf das hier Wesentliche zusammen und habe selbstverständlich alle Angaben, die verräterisch sein könnten, geändert. Auch Peter hieß natürlich nicht Peter.

Es gibt viele Übereinstimmungen in ihren Antworten, auch in lebensgeschichtlicher Hinsicht. Ihre Antworten haben mich darin bestätigt, die Ursache für MS im seelischen Bereich zu suchen. Vielleicht helfen sie vielen, den ersten Schritt aus der Krankheit zu tun.

1. Wann haben Sie Geburtstag?
2. Haben Sie sich ein Horoskop erstellen lassen? (Hier habe ich einige vergleichbare Planetenstel-

lungen gefunden. Neptun scheint ein richtiger Übeltäter zu sein! Etwas wirklich Weltbewegendes entdeckte ich jedoch nicht.)

3. Wie war Ihre Kindheit?
4. Wie die Beziehung zu den Eltern?
5. Wie war die Geschwisterkonstellation?
6. Wer war die wichtigste Bezugsperson in Ihrer Kindheit, und wie lautete deren Botschaft?
7. Welche Ausbildung haben Sie?
8. Welche Beziehungen hatten und haben Sie?
9. Haben Sie Kinder?
10. Wie gehen Sie mit Enttäuschungen um? Was waren die zwei oder drei schlimmsten?
11. Welche liebenswerten Eigenschaften haben Sie?
12. Welche weniger liebenswerten Eigenschaften haben Sie?
13. Sind Sie manchmal völlig unbeherrscht? Wie fühlen Sie sich hinterher?
14. Haben Sie einen Lebensplan? Was möchten Sie mit Ihrem Leben anfangen?
15. In welcher Situation haben Sie die Diagnose MS bekommen?
16. Haben Sie, aus heutiger Sicht, schon früher Symptome gespürt?
17. Was/wen lehnen Sie ab?
18. Was/wen haben Sie gern, lieben Sie?
19. Wann können Sie sich durchsetzen? Wann nicht?
20. Bei wem fällt das Durchsetzen besonders leicht? Bei wem besonders schwer?
21. Halten Sie angespannte Situationen über längere Zeit aus?

22. Wie wird es weitergehen mit Ihnen?
23. Haben Sie jemanden, mit dem Sie wirklich ganz ehrlich über Ihre seelische Situation sprechen können?
24. Was fällt Ihnen als erstes ein, wenn Sie sich die Frage stellen, weshalb gerade Sie diese Krankheit bekommen haben?
25. Wann weinen Sie?

Annika, fünfundzwanzig Jahre alt, Sportstudentin.
Sie spielt im Verein sehr gerne Fußball und hat meinen Fragebogen sehr ausführlich beantwortet.
Annika ist, neben ihrer ein Jahr jüngeren Schwester, zusammen mit wesentlich älteren Geschwistern aus der ersten Ehe der Mutter aufgewachsen. Ihre beste Bezugsperson ist – seit der Scheidung der Eltern – diese jüngere Schwester, mit der sie über vieles sehr vertraut reden kann. Allerdings spricht sie nicht mit ihr über ihre Krankheit, das würde die Schwester zu sehr belasten (!).
Annika war als Kind sehr oft im Krankenhaus, einmal fast ein ganzes Jahr lang.
Es fällt ihr schwer, Gefühle auszudrücken, sie spricht mit anderen, wenn überhaupt, erst über eine Enttäuschung, wenn sie sie selbst bereits überwunden hat. Sie ist eher mißtrauisch, kann sich nicht leicht öffnen.
Weiter sagt sie: »Wenn mich jemand braucht, bin ich da. Eigentlich raste ich nie richtig aus, es ist mir unangenehm, wenn jemand meine Gefühle erkennen kann. Ich habe mich gut unter Kontrolle. Am besten

kann ich mich im Sport oder bei Leuten durchsetzen, die mir nicht nahestehen, am wenigsten bei Leuten, die ich sehr mag. Nein sagen kann ich schlecht, ich muß mir da mit kleinen Notlügen helfen.«

Außerdem sagt sie: »Ich bin froh, daß die MS mich erwischt hat und niemanden, den ich liebe, das wäre viel schlimmer für mich.«

Auf die Frage, wann sie weint, kommt zu meiner Verwunderung eine sehr lange Reihe von Gelegenheiten. Ganz am Ende allerdings steht dann: »Ich weine aber nur, wenn ich allein bin, es also keiner sieht. Sonst bemühe ich mich, es zu unterdrücken oder gehe in einen anderen Raum, es gibt wenige Menschen, die mich weinen sahen.«

Sie haßt Gewalt gegen Kleinere, Schwächere, Randgruppen, liebt Kinder, Tiere und ihre Familie. Sich selbst liebt sie nicht.

Ihr aktuelles Verhalten im Krankenhaus: Der Arzt fragt sie bei der Visite, wie es ihr gehe.

»Gut«, antwortet Annika lächelnd und macht wirklich genau diesen Eindruck. Sie hat am Vortag von den Ärzten erfahren, daß ihr Sportstudium wohl keinen Sinn mehr macht, sie wird daran denken müssen, ihren Lebensplan völlig umzustellen. Doch es geht ihr gut, nur keinen Menschen mit dem eigenen Scheiß belasten! Der Arzt will es überhaupt nicht glauben, aber es geht ihr gut.

Annika lügt nicht, sie spürt sie in diesem Moment wirklich nicht, die Verzweiflung, die Ratlosigkeit, spürt nicht das Selbstmitleid, den Groll, weshalb gerade sie diese Krankheit getroffen hat, sie hadert nicht mit ihrem Schicksal, jedenfalls nicht für andere spürbar. Es geht ihr gut, weil sie viel zu große Angst vor all diesen erschreckenden Gefühlen hat. Am Tisch sprechen wir darüber und fragen, weshalb sie sagt, daß es ihr gutgehe. »Was soll ich denn sonst sagen? Mehr wollen die doch gar nicht wissen.« Ihr Vater, bei dem sie wohnt, hat sich überhaupt kein einziges Mal gemeldet, seit sie in der Klinik ist. Und das sind immerhin inzwischen vier Wochen. Irgendwann sagt Annika darüber wörtlich zu mir: »Eigentlich wäre das ja schon ziemlich enttäuschend, oder? Na ja, ich kann es nicht ändern. Wahrscheinlich ziehe ich auch bald aus, er hat nämlich so eine blöde Freundin, die meist auch bei uns wohnt, mit der komme ich eigentlich nicht klar.«

Daß sie ihn aus der Klinik anruft, um ihm ehrlich, vielleicht auch vorwurfsvoll oder auch nur traurig zu sagen, wie enttäuschend es für sie ist, daß er sich überhaupt nicht um sie sorgt, fällt ihr nicht ein. Denkbar wäre doch auch, daß Annika einmal mit ihrem Vater darüber spricht, wie schlecht sie mit seiner Freundin auskommt.

Hohes Prinzip aller MS-Patienten: Nur keinen Menschen belasten! Es mag sein, daß es nicht nett von Annika wäre, die Freundin des Vaters blöde zu finden und ihm das auch noch zu sagen. Mag sein, daß es einer jungen Frau von fünfundzwanzig Jahren nicht zusteht, so mit ihrem Vater zu reden. Ein ganz, ganz klassisches Beispiel ihr Satz: »Aber ich kann ihm doch nicht einfach sagen ...« Wenn sie es

233

könnte, nicht diese Hemmung in sich spüren würde, wenn diese Entwicklung nicht irgendwann eingesetzt hätte, wahrscheinlich schon vor Jahren, dann hätte sie auch nicht MS bekommen – wage ich zu behaupten.

Annika hat viele Geschwister, eine ältere Schwester ist vor zwei Jahren an Krebs gestorben. Sie hinterläßt zwei kleine Kinder. In dieser Zeit war es sicher unmöglich, viel auf sich selbst zu achten. Wahrscheinlich hat Annika trotzdem nicht erst zu dieser Zeit angefangen, die eigenen Gefühle, Bedürfnisse und Wünsche nicht mehr ernst zu nehmen.

Sie lag als Kind lange Zeit im Krankenhaus, war oft sehr schwer krank, wurde wahrscheinlich von Eltern und Geschwistern deshalb über lange Zeit sehr geschont und konnte keine gesunde Aggressivität entwickeln, sich in der natürlichen Geschwisterrivalität kein Revier erkämpfen.

Im Gespräch merke ich: Annika nimmt sich ihre negativen Gefühle, die sie gegenüber der Freundin des Vaters hat, wirklich übel, verurteilt sich dafür. Das Problem ist nicht, daß sie diese Gefühle hat, das Problem ist, daß sie sie nicht haben will und daß sie sie deshalb nicht zeigt, weil sie ihr dumm vorkommen und sie sie vor sich und anderen verbergen will. Sie schämt sich dafür, daß sie Gefühle hat, die ihr unangebracht erscheinen. Sie sagt: »Es geht mich doch wirklich nichts an, wie seine Freundin ist.«

*

Renate, verheiratet, drei Kinder.
Sie lebt in einem Dorf, wo sich Fuchs und Hase gute Nacht sagen.

Renate wuchs als verwöhnte Nachzüglerin, als Nesthäkchen auf und schreibt in ihrer Antwort: Viel wurde mir abgenommen und von mir ferngehalten.

Aktuelles Verhalten im Krankenhaus: Sie schmollt, fühlt sich unglaublich schlecht behandelt, weil sie das Zimmer mit einer Frau teilen muß, die vieles nicht genauso macht wie Renate. Sonst ist sie freundlich, lacht und wirkt offen. Sie schrieb auch über sich: Ich lächle oft.

Fürs Leben aber muß man Kräfte haben, auf die man sich verlassen kann, weil man sie erproben durfte und sich ihrer sicher sein darf. Lächeln ist da nicht immer angebracht. Renate hat, bevor sie MS bekam, unter diffusen Angstzuständen gelitten, wie sie mir einmal erzählte. Jetzt verhilft ihr die Krankheit zu Rücksichtnahmen, die sie – sie ist noch keine fünfzig – noch nicht in dem Maß erwarten dürfte. Sich durchzusetzen fällt auch ihr schwer, ungeklärte Situationen belasten sie lange.

Nach eigener Aussage versucht sie, Enttäuschungen schnell wegzustecken, wenn sie jemand ärgert, nimmt sie meist Abstand von demjenigen, zieht sich zurück, denn sie kann es erst sehr spät sagen, wenn etwas sie verletzt.

*

Corinna, vierundvierzig Jahre alt,
verheiratet, ein Sohn.
Sehr schwierige und bedrückende Kindheit, viel zu
enge Bindung an die Mutter, die die Familie mit
Selbstmordversuchen und -drohungen ängstigte und
damit die Tochter gefügig, abhängig machte und an
sich fesselte.
Corinna spricht ganz richtig von »seelischem Mißbrauch«, denn sie sollte die Mutter entschädigen für
die unglückliche Ehe der Eltern, in der sich der Vater
später mit Corinnas jüngerem Bruder gegen Mutter
und Tochter »verbündete«. Noch immer schwankt
sie zwischen Gefühlen der Zuneigung und der Wut,
dem Wunsch nach endgültiger Ablösung von der
Mutter, die ihr andererseits heute sehr leid tut, weil
sie so unter sich leidet und unter ihrem seelischen
Chaos.
Ihre Kindheit und Jugend erlebte sie wie unter dau-
erndem Druck, die Erwartungen der Eltern zu erfüllen, war für alles verantwortlich.
Konkretes Verhalten im Krankenhaus: Ich sah sie
eigentlich immer nur gut aufgelegt und lächelnd.

*

Anna, dreiunddreißig Jahre alt, ledig,
zeitweise lesbisch orientiert.
Mit dem Wissen der Mutter vom Vater jahrelang
mißbraucht, bis sie mit vierzehn Jahren durch die
Hilfe einer Lehrerin das Elternhaus verlassen konnte. Ab da wohnte sie in einem Heim, kam später

zu Pflegeeltern, zu denen noch heute guter Kontakt besteht. (Auch zu den leiblichen Eltern hat sie Verbindung, man hat über den Mißbrauch nie gesprochen.)

Anna zeigt es nicht, wenn sie enttäuscht wird, sie weint manchmal aus Wut, aber nur wenn es keiner sieht, und es ist ihr selbst dann noch peinlich.

Sie rastet niemals aus, fürchtet sich davor und sagt von sich, daß sie oft mißtrauisch ist, große Sehnsucht nach Beziehung, Familie und Kindern hat. Angespannte Situationen hält sie schlecht aus, sie zieht sich zurück oder versucht zu schlichten.

Konkretes Verhalten im Krankenhaus: Kann ich nicht gut beurteilen, unsere Aufenthalte haben sich zeitlich nur kurz überschnitten. Sie wirkte auf mich sehr selbständig, fast burschikos, sie war wegen eines schweren Schubs in der Klinik, verhielt sich aber überhaupt nicht wie jemand, der augenblicklich große gesundheitliche Probleme hat und dessen berufliche Zukunft völlig ungewiß ist.

*

Martina, zweiunddreißig Jahre, verheiratet, keine Kinder.

Ihr Mann möchte gerne Kinder, sie hat Bedenken wegen der Krankheit, weil sie eine Verschlechterung nach der Schwangerschaft fürchtet.

Die Ehe der Eltern war schlecht, und sie ist zwischen beiden Elternteilen hin- und hergerissen, übernahm die Rolle der Vermittlerin und fühlte sich dafür sehr verantwortlich. Sie hat einen dreizehn Jahre älteren Bruder, der viele Probleme machte. Sie ist meist zu lieb, um sich durchzusetzen, obgleich ich sie sofort als »Powerpaket« empfand. Ich habe selten eine Frau getroffen, die so viel unterdrückte Energie ausstrahlt.

Enttäuschungen läßt sie sich nicht anmerken. Sie kann sich in ihrer Ehe durchsetzen, wenn sie das allerdings getan hat, dann leidet sie hinterher unter Schuldgefühlen. Bei den Eltern fällt es ihr schwer, sich zu behaupten, auch hier kämpft sie dann mit Schuldgefühlen.

Liebenswerte Eigenschaften von sich fallen ihr spontan nicht ein (war wohl ein wenig scherzhaft gemeint), aber das Gegenteil davon sofort (war zu dem Zeitpunkt wohl wirklich ehrlich gemeint). Wenn sie überhaupt hassen kann, dann sich selbst.

Sie bekam die Diagnose MS in einer privat und beruflich sehr schwierigen Situation.

Sie weint bei einem traurigen Film (im Kino, wenn es dunkel ist), aber meistens kämpft sie auch dort dagegen an. Inzwischen kann sie es schon besser zulassen, denn sie spürt, daß eine ganze Menge rauswill, viele unterdrückte Gefühle, Enttäuschung, Wut, Trauer und Zorn.

Aktuelles Verhalten im Krankenhaus: Martina war eine angenehme Zimmernachbarin, wir konnten über dieselben Dinge lachen und sind noch heute in sehr gutem Kontakt.

Sie dachte schon immer sehr viel über sich nach, über ihre Beziehungen. Ihr Leben war sehr auto

aggressiv, es fiel ihr immer eine Menge ein, was sie
»falsch« gemacht hatte, Schuldgefühle waren bei ihr
ein Dauerthema. »Ich habe mich schon gewehrt und
gestritten mit meiner Mutter. Und dann habe ich
mich nicht mehr aus dem Kinderzimmer getraut,
weil ich mich so geschämt habe.«
Blitzgescheit hängt sie nun verrentet zu Hause
herum, von ihrem Beruf war sie weit unterfordert,
weil sie ihre Fähigkeiten schon früher nicht anerkennen konnte. Sie erzählt von ihren schweren
Schüben und kann dabei lächeln, als spräche sie
von sehr angenehmen Ereignissen. Sie begreift sehr
schnell Zusammenhänge und ist auch sehr motiviert, nun liebevoller mit sich umzugehen. Martina
wird es packen, die Zeit der schlimmen Schübe ist
mit Sicherheit für sie vorbei.

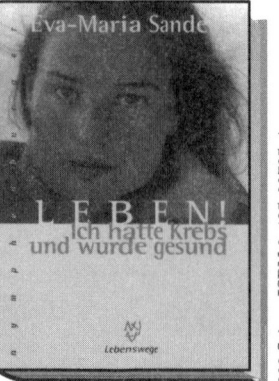

222 Seiten, ISBN 3-485-00785-4

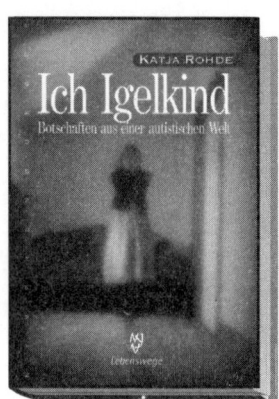

174 Seiten, ISBN 3-485-00826-5

*Der aufwühlende Bericht
einer jungen Frau,
die mit der nieder-
schmetternden Diagnose
konfrontiert wird:
Krebs, noch sechs Wochen
zu leben. Ein Buch voller
Kraft und Hoffnung,
das zeigt: Jeder hat
immer eine Chance!*

*Katja Rohde ist Autistin.
Bis vor fünf Jahren galt
sie als geistig behindert.
Katja berichtet von dieser
„Intelligenz voller Fins-
ternis" in ihrer ganz ei-
genen poetischen Sprache
und eröffnet uns einen
neuen Blick auf unsere
Selbstverständlichkeiten.*

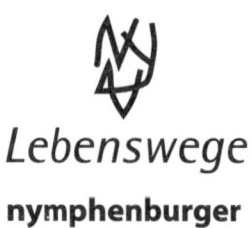

Lebenswege

nymphenburger

aggressiv, es fiel ihr immer eine Menge ein, was sie »falsch« gemacht hatte, Schuldgefühle waren bei ihr ein Dauerthema. »Ich habe mich schon gewehrt und gestritten mit meiner Mutter. Und dann habe ich mich nicht mehr aus dem Kinderzimmer getraut, weil ich mich so geschämt habe.«

Blitzgescheit hängt sie nun verrentet zu Hause herum, von ihrem Beruf war sie weit unterfordert, weil sie ihre Fähigkeiten schon früher nicht anerkennen konnte. Sie erzählt von ihren schweren Schüben und kann dabei lächeln, als spräche sie von sehr angenehmen Ereignissen. Sie begreift sehr schnell Zusammenhänge und ist auch sehr motiviert, nun liebevoller mit sich umzugehen. Martina wird es packen, die Zeit der schlimmen Schübe ist mit Sicherheit für sie vorbei.

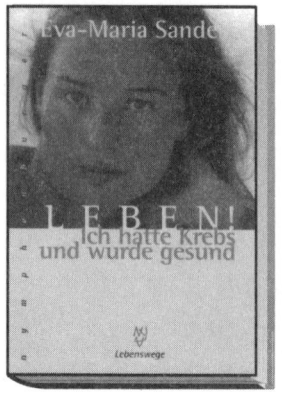

222 Seiten, ISBN 3-485-00785-4

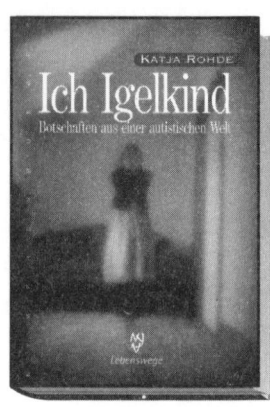

174 Seiten, ISBN 3-485-00826-5

*Der aufwühlende Bericht
einer jungen Frau,
die mit der nieder-
schmetternden Diagnose
konfrontiert wird:
Krebs, noch sechs Wochen
zu leben. Ein Buch voller
Kraft und Hoffnung,
das zeigt: Jeder hat
immer eine Chance!*

*Katja Rohde ist Autistin.
Bis vor fünf Jahren galt
sie als geistig behindert.
Katja berichtet von dieser
„Intelligenz voller Fins-
ternis" in ihrer ganz ei-
genen poetischen Sprache
und eröffnet uns einen
neuen Blick auf unsere
Selbstverständlichkeiten.*

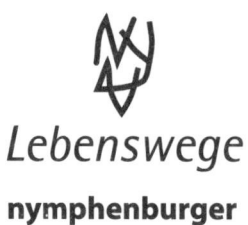

Lebenswege
nymphenburger